范医生的针言灸语

针灸临证思维实战解析

范怨武 著

全国百佳图书出版单位
中国中医药出版社
·北京·

图书在版编目（CIP）数据

范医生的针言灸语：针灸临证思维实战解析 / 范怨武著 . —北京：中国中医药出版社，2022.5

ISBN 978 - 7 - 5132 - 7517 - 0

Ⅰ . ①范…　Ⅱ . ①范…　Ⅲ . ①针灸疗法—中医临床—经验—中国—现代　Ⅳ . ① R246

中国版本图书馆 CIP 数据核字（2022）第 050692 号

中国中医药出版社出版

北京经济技术开发区科创十三街 31 号院二区 8 号楼
邮政编码　100176
传真　010-64405721
山东临沂新华印刷物流集团有限责任公司印刷
各地新华书店经销

开本 710×1000　1/16　印张 14　字数 176 千字
2022 年 5 月第 1 版　2022 年 5 月第 1 次印刷
书号　ISBN 978 - 7 - 5132 - 7517 - 0

定价　79.00 元
网址　www.cptcm.com

服 务 热 线　010-64405510
购 书 热 线　010-89535836
维 权 打 假　010-64405753

微信服务号　zgzyycbs
微商城网址　https://kdt.im/LIdUGr
官 方 微 博　http://e.weibo.com/cptcm
天猫旗舰店网址　https://zgzyycbs.tmall.com

如有印装质量问题请与本社出版部联系（010-64405510）

写在前面的话

一

2020 年 10 月中旬，我们一家回了趟老家，回深圳的时候带了点儿吃的。可能是在路上的时间过长，温度过高，到了深圳，食物就有点坏了。

孩子妈没留意吃了一些，同时又喝了瓶酸奶，到了晚上就开始跑肚子。

那天我吃的东西跟她一样（除了酸奶我没喝），但是我没有拉，所以很有可能是酸奶变质了。

她的小腹坠痛，大便酸臭，但肛门没有灼热感，我一下子也分不清这是湿热还是寒湿。

但是病因基本上很清楚——饮食不洁；病位也清楚——足阳明胃与手阳明大肠；病机——我看是寒湿（若是湿热肛门得有热感），再发展下去，也可以郁而化为湿热。

我看着她痛苦地跑了几趟，劝说扎针试一下。

以往碰到这种腹泻，就由着她拉，拉空了，自己就好了，所以她想再挺一下。

但是小腹痛得也挺难受的，就是乙状结肠那个部位。

我再劝了一下说："只扎进去一会儿就拔了，一共扎四下。"

她要求道："用那个毛毛针。"

（她说的毛毛针，就是指比较细软的那种针，直径为 0.25 毫米的 1 寸针，不怎么疼）

然后我就拿了细针，先扎曲池穴，此为手阳明大肠经合穴，可调节大肠的气化；再扎足三里穴，此为足阳明胃经合穴，可调节胃的气化。

针灸有个好的地方，就是穴位大多都具有双向调节作用，因此不管你是寒湿也好，湿热也好，都能治疗，只要在相应经络的穴位扎上针，然后捻转提插令针下得气，那么失调的脏腑气机就能得到调节，进而恢复正常。

我给她每个穴位都扎进针，稍做捻转，她感觉轻微酸胀了就立即拔针，四个穴位，前后不过 10 秒钟。扎完 1 分钟左右，小腹坠胀绞痛的感觉就慢慢减弱直至消失，所以说，辨证选穴准确，大多可收到立竿见影的效果。

说到立竿见影，次日（10 月 23 日），我跟我妈视频，一看她我吓了一跳，她整个右脸肿得跟猪头一样，一直唉哟唉哟地叫，痛得吃不了东西。

周末我们一家大小回去，一阵闹腾，她没休息好，又吃得杂，就上火了，牙龈肿痛。

牙龈的问题，多责之阳明经。因手、足阳明经的循行路线经过牙龈，所以这是胃肠的火，是需要清的，我就给她开了葛根芩连汤加大黄、蒲公英。

视频上看起来是真的肿得吓人，我问："你自己敢给自己扎针吗？"我对着镜头比画了一下虎口的位置，说："扎合谷。"

但是她没敢扎，到了下午刚好有个阿伯来串门，我妈知道他会扎针（他不是医生，但他就是敢扎针），就叫他扎了合谷（手阳明大肠经原穴，为我治牙痛常用穴），后来她说针进去的瞬间，牙痛就好了一半。这也是立竿见影。

你看，只要辨对了证、选对了穴，一些小毛病谁来扎都有效，包括正在读此文的你来扎，也一样有效。

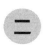

其实我以前对针灸的认识远没有现在的水平。

上学那会儿，也基本上没有想过会用针灸治疗一些内科病。

学校老师教的，实习科室见的，上班接诊的，都是颈肩腰腿痛的患者，在毕业后的五六年的时间里，我都觉得针灸只能治疗一些痹证、痛证，顶多就是一些中风后遗偏瘫的患者。

痹证、痛证，大多是局部取穴，这个没有任何难度。

偏瘫、脑瘫，这些病位很深的疑难患者，往往短时间内见不到效果，也无法让我和患者坚持下去，所以会认为无效。

要么是极难的病证，要么是极易的病证。

遇到极难的直接放弃，遇到极易的又不思进取，而普通内科病的患者往往又不会往针灸科室挤，所以我的医疗水平一直得不到进步。

这让我在从业第六年的时候，直接丧失了进取之心，得过且过。

平时就靠给人看腰椎间盘突出症、坐骨神经痛、颈椎病、退行性膝关节炎、肩周炎、面瘫、三叉神经痛、中风后遗症、面肌痉挛为生，治疗的病种非常局限。

我的专业是针灸推拿学，从 2005 年实习开始给患者扎针，感谢带教韩宇健老师的放手，让我在一个半月内熟悉了针刺和温针法，又掌握了穴位注射。并在转科结束之后，还让我有空回去继续给患者扎针，使我的技术更加纯熟。

在毕业的时候，全身除了睛明穴不敢扎，哪都敢扎了。

万万没有想到的是，毕业后，我第一个扎的病人，竟然是我父亲。

当时是 2006 年 7 月，我没有找工作，想着在老家开卫生站，但是家人不太同意，因为一我还没有考取医师执业资格证，二又没有工作经验，三也没有钱。

我有点迷茫，就成天在家看美剧，直到有一天，我妈发疯地叫着电脑前的我："你爸出事了，你还在这玩、玩、玩。"

我脑子"嗡"了一下。

反应过来才知道，因为摩托车刹车失灵，我爸从七八米高的河堤连人带车飞出去，摔到下面的河床上，我赶到现场时，父亲正躺在河岸边。我永远忘不了当时父亲看我的眼神，不是责怪，而是一种带着愧疚的眼神。我从来不敢去问他当时的心情，可能他当时觉得会拖累我。

万幸，当时刚发过洪水不久，水退后，河边留有一层十几厘米厚的淤泥，缓冲了撞击力。

我费了很大的劲，将他背上河堤，跟着救护车一起到了镇卫生院。先做 B 超排除了内脏的出血，我才将心放了下来。

X 线拍片发现十二胸椎有 1/4 的压缩骨折，下半身失去了知觉，同时腹胀，大小便不通，当时以为他就要这样瘫在床上了。

乡镇卫生院，并没有更好的治疗办法，只是吊了（静脉滴注）一些脱水药和口服止痛药，用以消除组织的水肿。

整个医院就没有中医，接下来的中医疗法，只能靠我自己。

带上电针仪，我每天给父亲扎针，记得扎的是曲池与足三里、血海、天枢、三阴交，同时自己到药店配一些伤药，自己熬，给父

范医生的针言灸语
——针灸临证思维实战解析

亲送去喂服。

我到现在仍记得开始两天用的是大承气汤合活络效灵丹。

扎针服药后的大概第二天，父亲就通了大小便，去掉了尿袋。

10天后出院，回家卧床休养，在家让他翻身后，我给他扎第十二胸椎的夹脊穴，一个多月就能在家人的帮助下缓缓坐起来，就这样又养了两个多月，竟然奇迹般地恢复正常了。

四

父亲的治愈，并没有给我太大的成就感，我有时都觉得，是不是他自愈的？因为我不知道自己的能力水平在哪。

我的专业是针灸推拿学，毕业之初，没有人知道我治过胸椎压缩骨折，也没有人敢让我这种小年轻扎针，那我的工作，就只剩下推拿了。

毕业后的六年时间，我在工作单位都以推拿为主、针灸为辅给人治病，治的都是颈肩腰腿痛这些，连科室主任都接不到内科病患者，遑论是我？

但做推拿也并非一无是处，就是我的指力比不干推拿的针灸医生要大一点，我揣穴的时候力要渗透一点。

一边给人按摩，一边给人针治些痹证，于我的追求来说，实在是太低层次了，我要看内科病，可是针灸治内科病没有机会，于是我就将重点转移到方脉，给人开药。

当时没有机会，我就创造机会开药，给亲朋好友免费开，给网上认识的朋友免费开，经验很快就得到了积累。

后来我想通过考研究生来改变这种局面，我不想再回到理疗科、推拿科、针灸科做一些当时我认为的机械性的工作，我要在内科诊室坐诊，我的信心是很足的，于是辞职裸考。

考研的分数是够上线了，但是面试被刷下来了。

这时，前面的工作已经辞了，考研又失败了，我没有了退路。

于是，我就只好在深圳找了一家门诊上班，这个门诊很好，给我一个人一间诊室，想开药就开药，想扎针就扎针，想推拿就推拿，很自由。

我看内科病的热情瞬间就被点燃了，我将看的一些病例写成心得分享到网络，不经意间，被一个电视台的朋友看见了，约我做了一期聊中医的节目，又吸引了更多的患者来看病。

就这样，我对内科病的治疗经验，不停地得到了积累。

有了搞不定的病时，我就得多读书。

这段时间有四位针灸大家的作品深刻地影响了我，一下子将我的关注重点又拉回到了针灸上。

第一位是李世珍前辈，他的《针灸临床辨证论治》《常用腧穴临床发挥》给了我极大的信心，针灸在内科中的作用绝对是巨大的。

第二位是王居易前辈，他的《经络医学概论》《王居易针灸医案讲习录》让我对辨证用穴的水平直线上升。

第三位是孙培荣前辈，他的《孙培荣针灸验案汇编》是不可多得的歌诀取穴经验，告诉我，自古针灸在内科上就是很行的。

第四位是张缙前辈，我经张老弟子刘高峰引见，得以在张老家中受赐一席谈话，又反复阅读《张缙教授针刺手法学术讲稿》，勤练指力，习成手法催气，疗效更上一个台阶。

五

也就是从 2015 年开始，我在患者量足够大的情况下，征求每一位看诊的患者，问：愿不愿尝试一下针灸治疗，不吃药？

起码有一半的患者同意了，在大量的临床实践中，我用针灸治疗内科病的水平，一下子就上去了，我把大部分比较典型的病例，都记录了下来，今天在这里汇成一本小册子。

这本册子里的医案，很多患者的反馈很神奇，我写出来，可能会有很多人怀疑，什么排寒、排湿、排热？

还真不是，我是按照张缙老介绍的经验，每天扎抽屉，把抽屉底部扎得千疮百孔，我自己的手指都起了一层厚茧子，也就是这样练了半年之后，再扎患者，他们的寒气热气，就可以扎出来了。

自从指力练上来之后，各种神奇反应已经见怪不怪了。

真的，自己听起来，看起来，感觉起来，就像，像是什么？吹牛皮，嗯，这个牛皮吹得大了。

想来想去，如果是我自己记录的话，太假了。

所以我经常让患者自己写，自己说，然后发到公众号上。

可是为什么，还是这么的不真实？

可如果你在现场，或许能感受到这种针灸的奇妙。五张治疗床上的患者，他们也经常躺在治疗床上交流针感，互相印证。

最后我想来想去，这并不是我的功劳，只是我启动了患者的自愈开关而已，让经气周行全身，用人体经络里自己的气，去修复自己的身体。

只不过这个开关，不是人人能打开，需要针灸师的技术而已，这个技术，也不是凭空得来的，是针灸医师苦练而来的。

大家看完后也不要觉得所有病不管何人来，只要一扎，就能出现排寒、排湿，手脚都暖起来。

另外，影响针感的因素非常多，也不是人人这么一扎就可以排寒、排热的。

空气的湿度、温度，人体自身的寒气量，痰湿、瘀血所在的部位，患者当下的心情，这些，都会造成经络瘀堵，都是影响针灸效果的因素。

另外，还有医生的状态，如果当时医生精神差，或心情差，或生着病，都会影响针灸的效果。

还有针灸的环境是不是安详，也很重要。

更多的患者，都是扎了几次针后，才能出现这种奇妙的感觉，尤其是排寒气的感觉，相当之神奇。

随着经络的通畅，很多病，真的就不治自愈了。

这不是医生治好的，是医生＋患者自愈力——合作治好的。

确实，这些都不是我的功劳，这是每个患者本身具有的能力，本自具足。

针灸不过是打开了人体的自愈开关而已。

只是需要有足够指力与经验的医生，才能激发出来，而我，恰好掌握了这一技能，虽然技术不是很成熟，但起码一半以上的患者，能达到这种效果。

所以门诊上很多内科杂病的患者，也愿意找我扎针，因为体验不一样。

话说回来，现在我已经不再强调做手法了，一是门诊业务过于繁忙无法专心于手法，二是行手法时必须要聚精会神，过于耗气。

而且也不是人人都适合用手法去催气，气催多了，医生和患者，都会觉得累。

我做得更多的是与患者沟通为什么这样扎，再像扔炸弹一样催一下气，让针感扩散，随后烧上艾条，等患者自己的穴位攒气，攒足了，气就能走了，就能去祛邪，尤其是寒气，可以从脚底走。

最初那两年，每一个患者，我都要助手去观察询问感受，大概七八成的患者反馈都良好，少部分经络不敏感的人，任何感觉都没有。

没有感觉，不代表没有效果，病情一样能缓解。

所有的患者，都有自愈的机会。

但是自愈，要有前提，要扫清自愈路上的障碍。前提就是，阴阳自和，结果就是——必自愈。

六

在多年后，我体会到，无论是让患者产生排寒、排热、排湿的感觉，还是产生循经气至病所的感觉，都有三个至关重要的前提：一方面患者要有足够的经气或者说正气才能祛邪气；一方面经络需要通畅，不能有湿阻，不能有痰阻，不能有瘀血，不能有气郁；还有一方面操术者要懂得催气，真是缺一不可。

但又有张缙老说的那种隐性感传情况，就是隐性的循经感传导，患者被针刺后，没有任何感觉，但是病灶的情况却能得到改善。

2010年11月16日，张缙教授被认定为"人类非物质文化遗产代表作名录中医针灸"代表性的四位传承人之一，为中国针灸申遗成功立下了汗马功劳。

他在临床上用针少，用穴巧，擅长飞经走气、气至病所，以及用针取热取凉等手法，临床效果极佳。在经络研究方面，最早提出提高循经感传阳性率的激发方法，提出并论证了隐性感传的存在及其理论意义，还提出循经感传具有普遍性、潜在性（隐性）、可激性、可控性、趋病性、效应性、循经性和变异性。此理论体系在指导针灸临床方面被证明是行之有效的。在古典针灸文献研究方面，张氏于1963年开始接受国家课题《针灸大成》研究，而立起笔，毫耄成文，历时50多年为国内外奉献了一部百万字的巨著《针灸大成校释》。

那年在张老家里，听他说起20世纪50年代遇到的一个人，叫王小辫，是个针灸高手。

为什么叫王小辫，因为他留着清朝时期的辫子，盘在头上，他做了一辈子针灸大夫。那时张老刚从医没多久，也试过针灸的厉害，就向王小辫请教怎么扎针比较好。

王小辫答了一句：你就扎吧！

看似答非所问，也没有说清楚怎么扎。

但是张老信他的话，回去上班时，就天天拿着针，扎办公室抽屉的松木底板，扎得跟筛子似的，他同事的皮帽子也被张老练针给扎烂了。

我呢，听了张老的话，也照样扎抽屉，反正上班的时候我就在诊桌一边看病一边扎，不到半年，手就起茧子了，但我并没有发现自己指力的进步。

后来又过了半年，我再读张老的讲稿，里面有两个关键地方我留意到了：一个是带力进针，一个是连续激发经气。

也就是说我以前那种扎法，扎进去只要酸胀就完事了，其实是不够的，还要再用张老教的搓法，尤其是虚搓法，多搓一会儿，等经气激发得饱满了，那个针就会气满自摇，即手离开了针，针会轻微摇动，表示患者的经气被完全激发出来了。

不知道读者朋友有没有见过手扶拖拉机，那个拖拉机启动需要一个 Z 形的摇把，右手握住摇把，插入发动机起动爪，要插足，左手按下减压手柄，右手一直摇转发动机，由慢逐渐加快。当摇转发动机曲轴达一定转速后，每分钟 30 至 60 转时，左手松开减压手柄，发动机即可起动，这时拖拉机才能走。

这个搓法也差不多，把经气搓满了，经气就自己跑了，等经气自己跑到病灶去，机体就会开始自我修复了。

当机体开始自我修复时，就会产生我前面所说的各种针感，或者没有任何感觉的隐性感传。到了这个时候，其实我已经在自我怀疑了，究竟是我让患者产生寒热？还是患者自身产生的？

我带着这个疑问观察了几年。

发现身上有寒的人，会比较容易激发出热感。

发现身上有热的人，会比较容易激发出凉感。

发现身上有湿的人，会比较容易局部出汗。

身上有寒的人，也可能会先祛寒邪排寒气，等寒气散尽之时，才出现热感。

身上有热的人，也会出现先祛热邪排热气，等热气散尽之时，才出现凉感。

正气比较足的人，针感出现得比较快。

正气比较弱的人，针感出现得比较慢。

给寒体的人做透天凉，不仅很难做出凉感，而且会加重症状。

给热体的人做烧山火，不仅很难做出热感，而且会加重症状。

给正气虚弱的人，去强催气，想把针感做强，结果发现挨针的部分很容易出现重压的感觉，令患者十分难受。

给正气强壮的人，仅是扎上针，稍得气，不用催气，却发现经气像有生命力，自己就去找病灶治病。

后来，我就不再执着各种手法，我就静静地"看着"经气，我只保证每个穴扎针时，稍有酸胀感，就做留针或温针，发现一样可以取得明显的效果。

经气，原来是非常智能的，根本不用我怎么去催，我只要负责唤醒它就可以了，或者"养大它"，当经气足够强大时，它自己就去战斗了，而且像是兵王一样，只要后勤有保障，它将战无不胜。

七

我再多谈一个养气的案例吧，一位三十岁左右的女性，2017 年 10 月接的诊。

深圳的 10 月还挺热的，她裹得比较多，怕冷，说是多汗十多年了。

遇一点点热就出汗，有时候晚上睡着了可以淌汗三回，睁眼的时候烘热盗汗，衣服换三身，同时又极怕冷见不得风，大概是我这么多年来治过的最"弱不禁风"的病例：

开会时间长点，出汗，吹风，就低烧；

走的路多一点，出汗，吹风，就低烧；

学琴的时间稍用功，出汗，吹风，就低烧；

换衣服慢一点，让风溜到，就低烧；

洗完澡，头发吹干得慢一点，就低烧；

……

只要发烧，有时候就拖个十天半月，常常开的中药，要兼顾发热恶寒，一开始，我用的黄芪建中汤收汗，有汗恶风又说话声低柔弱，人是畏冷、肤苍白、神弱、脉沉弱无力，正是对证。可是她的发热又时常兼有气管的灼热，口臭，舌苔腻。

她不是单纯的寒，也不是单纯的热，常又合用三仁汤等除湿热。

三年来点点滴滴的言谈与观察，慢慢勾勒出她的病机：肾精亏虚、气血两亏、湿热夹杂。婴儿的时候，其母疏于照顾，常有夜间忘了喂奶，又或尿完睡在冷炕上冷得发紫，幸亏姥姥发现得早，才顺利带大，后天失养也兼有先天不足。所以三年来看了一百多诊，方药不停调整：参归芪建中汤、三仁汤、甘麦大枣汤、酸枣仁汤、清暑益气汤、人参败毒散加石膏、二至丸、附子汤、六味地黄丸、温胆汤、归脾丸、甘露消毒丹，因证之变化而反复加减进退。

因为人太弱，受六气影响非常大，天气稍有变化则中六气伤害，春天受风、暑天中暑、秋天伤燥、冬天感寒。

遇风寒除风寒，遇湿热清热湿，遇正虚补正气，遇阳虚温肾阳，遇热毒解热毒，遇血热凉血热，随证治之。

她已经在我这里吃了三年多的药，是目前不间断服药最久的一位了，现在仍会偶尔发热，但体力比从前好多了。从前发烧半个月好，现着凉可以一个晚上自愈，或吃点感冒冲剂之类的一两天就好，而且身上也干爽了很多，没有那么容易淌汗了。

她其实还有一个症状：汗为心之液，汗出多了她心悸，而且悸到一定程度，是心痛。汗血同源，汗出多了，心肌明显缺血，血不荣则痛。她这个心痛经常因为劳累后自汗加重而发作。

虽然后面吃了很多补药，精神体力也增加了，但是仍无法承受劳累，劳累则心痛。

比如走路上班，夏天步行超过 10 分钟；

比如开会，说话超过 2 小时；

比如练琴，看视频超过 2 课时；

比如我曾想让她回忆病情，但写字超过 100 字就心痛如绞。

她无法回忆过去的病痛，像往伤口撒盐，我觉得我失误了，我不应该跟她提这个，虽然她想写，后来我说别写了。（心不能任物）所以心气仍然是不足的，做很多事，都心有余而力不足。

这段我想讲的是养气，可是写了一千多字了，还是没有讲到针灸，是不是我走题了？

不。

请继续看下去。

此前的两年半，她不敢针灸。

因为针灸时要露出一部分皮肤，她是不敢受一点风的，一旦受风，回去必然发热，而且气血不足的人，胆子也小，所以没有勇气扎针。

到了 2020 年 6 月，她主动要求增加针灸治疗。

一方面还时不时有自汗；

一方面还时不时有心痛；

一方面还发风团瘙痒；

另一方面，还胃火旺，易饿，吃完饭洗碗，洗到一半又饿了；

时不时还入睡困难；

时不时也会低烧。

到了这时，其实她的体质已经由虚为主转为虚实参半了，积累了两年半，开始出现了质变。

再吃归脾汤，已经开始有热证了。于是转为用甘露消毒丹和一些凉血药，瘙痒一吃药就轻，中间仍出现拉锯战，患者觉得疲劳了，又开始补气血，来回作战。两年半，她终于有勇气敢扎针了。

第一次只扎了五针：神门两针、照海两针、关元一针。

起完针，她觉得心脏马上就舒服了，回去也睡好了，随之以后就开始了漫长的针灸治疗。

每周一次，一直坚持至年底，未中断过。

我用的是温针，所以并未行什么手法，选的也是极普通的穴位。

化湿用尺泽、阴陵泉；

安神用神门、太溪；

补气血用足三里、血海；

温肾用关元；

大体还有其他少量穴位加加减减。

她的底子弱，受不了多针，所以我给她扎针以六针为上限。

一开始扎针，她没有什么特别的感觉，就是扎完后，精神会改善很多。

一直持续扎了五个月后，有一天，针内关、公孙、足三里，留针时，她自觉针处有规律一跳一跳发胀，左手胀完右手胀，右手胀完腿上胀，自觉气可自行，沿心包经上下游动，人越来越舒服，留针大约两个小时。

起针后饥饿感消退，随后一周总算不挨饿，胃纳旺得到改善，

范医生的针言灸语

——针灸临证思维实战解析

且心痛大减，自觉通透。

说明针灸，还得待自身气满、气至病所才行。强行催气会伤身。扎了五个月，经气慢慢地攒得足了，终于可以冲击病灶了，这才出现了症状马上消退的变化，是日积月累而产生的变化。

这期间曾发现有一个小小的子宫肌瘤，后来再复查已经没有了，乳腺增生也缩小了。

无论用药用针，并没有针对这两个病，都是平平无奇地扎针，可见人体正气自足的时候，可以出现很多超乎想象的能力。

想快是没有用的，人体的自我修复，有着自身的规律，你强行要它加速，只会过度消耗本就不多的物资能量，还不如让身体自己按部就班地工作。

一个字：

等！

等风来；

等正气充盈；

就可以行"船"了。

每周一次，坚持了五个月的针灸，在出现经气游走后没多久，就出现了排寒气的反应。

一开始她发现右踝呼呼地往外冒凉风，以为吹到风了，就钻被窝，在被窝里都感觉到往外排风，这才想起为什么我们小护士每次扎完针都会问她脚有没有排凉气，原来真的会排，而且足足排了三天。（其实我很少看到要数月才攒足经气的医案，没人教，只能自己观察）

像她这样，坚持了五个月治疗，才出现排寒反应，又经过数次针灸后，才排完了寒气，多年冰凉的脚就开始转暖了。

这个病人，后来因回内蒙古探亲又遇疫气，就没有再回来扎针。但一年后随访，她的精力已经恢复得很好了，在家也会长期服用补益类的膏方。

这个案例，就像是王小辫在告诉我：你就扎吧！

坚持扎，无论是医生还是患者，都坚持，扎到最后，总有柳暗花明的一天。

但是前提并非盲目乱扎，要辨证辨经地扎，将"正气"积少成多，最后祛病邪，便能自愈。

目　录

我的针灸取穴思路 …………………………………………001

我所说的手法与温针 ………………………………………012

"解穴"——针后不适感的应对 ………………………016

用灸的感想 …………………………………………………019

咳嗽案 ………………………………………………………025

案 1　湿咳案 ………………………………………………025

案 2　气短咳嗽案 …………………………………………029

案 3　外感咳嗽急性发作案 ………………………………031

案 4　咳嗽 3 案 ……………………………………………035

案 5　哮喘咳嗽案 …………………………………………038

案 6　小儿外感咳嗽案 ……………………………………041

案 7　同病异治咳嗽案 ……………………………………042

案 8　小儿急性咳嗽案 ……………………………………043

案 9　痰热咳嗽案 …………………………………………047

用尺泽、阴陵泉的经验 ······················058

案 1　湿瘟案 ·····························058

案 2　头痛案 ·····························070

案 3　腋下异味、湿疹、痔疮案 ·············072

案 4　胃胀案 ·····························075

案 5　抑郁案 ·····························077

案 6　水肿案 ·····························079

心悸、心痛案 ·····························082

案 1　急性心慌案 ·························082

案 2　反复胸痛案 ·························083

案 3　心痛案 ·····························084

案 4　心火下移小肠案 ·····················085

厥阴经针刺经验 ···························086

案 1　外感寒战案 ·························086

案 2　眩晕案 1 ···························090

案 3　眩晕案 2 ···························096

案 4　手脚冰凉胁满案 ·····················099

案 5　头痛并手足冰凉案 ···················100

案 6　心悸、头痛案 ·······················101

案 7　外感头痛案 ·························104

案 8　肩胛综合征案 ·······················108

案 9　肩背痛案 ···························110

案 10　焦虑症案 ··························112

案 11　手足冰凉案（伴有乳腺增生） ·········116

案 12　乳房胀痛伴手脚冰凉案 ···············118

案 13　漏证案 ……………………………………………… 120

案 14　自闭症案 …………………………………………… 121

头痛案 ……………………………………………………… 123

案 1　头痛呕吐案 ………………………………………… 123

案 2　头胀痛案 …………………………………………… 126

案 3　头顶痛案 …………………………………………… 128

案 4　行经头痛案 ………………………………………… 132

畏寒案 ……………………………………………………… 135

案 1　睡前寒颤案 ………………………………………… 135

案 2　产后受风畏寒案 …………………………………… 137

案 3　下半身畏冷案 ……………………………………… 140

肚腹病案 …………………………………………………… 145

案 1　胃下垂案 …………………………………………… 145

案 2　胃痛案 ……………………………………………… 147

案 3　腹痛案 ……………………………………………… 148

案 4　胃胀案 ……………………………………………… 150

调经案 ……………………………………………………… 152

脑鸣案——记母病 ………………………………………… 155

其他病案 …………………………………………………… 165

案 1　腰扭伤案 …………………………………………… 165

案 2　腰椎间盘突出症案 ………………………………… 167

案 3　面麻案 ……………………………………………… 169

案 4　无名肿毒案 ………………………………………… 172

案 5　左胁痛案 ……………………………………………… 173

案 6　祛斑案 …………………………………………………… 175

案 7　阴道炎案 ………………………………………………… 175

案 8　湿疹案 …………………………………………………… 177

案 9　阴疮案 …………………………………………………… 178

案 10　鼻窦炎案 ……………………………………………… 179

案 11　失眠案 ………………………………………………… 181

案 12　崩漏案 ………………………………………………… 184

案 13　窒息感案 ……………………………………………… 187

案 14　牙疼案 ………………………………………………… 189

案 15　合谷治鼻衄案 ………………………………………… 190

案 16　指掐人中、眉头治腰岔气案 ………………………… 190

案 17　淋证案 ………………………………………………… 192

案 18　麦粒肿案 ……………………………………………… 193

案 19　荨麻疹案 ……………………………………………… 193

案 20　痔疮案 ………………………………………………… 194

后　记 …………………………………………………………… 196

我的针灸取穴思路

某次我讲到有位朋友去齿科做牙周治疗，做完后，原先经常腹泻的症状好了，这算是顺便把肠胃治好了。为什么呢？因为手足阳明经都经过牙龈，所以做牙周治疗能治肠炎，这里就涉及了取穴原则。

究竟怎样取穴才能让自己看起来比较高深呢？

这是任何一个针灸医师都避不开的好出风头的心理活动。

初学中医，知识与经验都不足，我那时针灸治疗，只晓得局部取穴。比如头痛，看经络分布，扎风池、太阳、百会；比如肩周炎，扎肩髃、肩髎、肩贞；比如腰痛，就肾俞、三焦俞、大肠俞、关元俞这些；要么就是经验套穴。

临床上的效果那就是一半一半了。知道这样会陷入一种什么境地吗？就是人人嘲讽的头痛医头、脚痛医脚。

我在毕业的最初几年瓶颈期，觉得针灸就是随便扎扎，反正有效没效看天。我心里也很痛苦，有时候会说丧气话，感觉找不到可以提升的方向，那是一种迷茫。

但凡有点追求的中医，是不会满足这样扎针的。

我看现在很多人在聊什么人体交叉疗法、扁鹊针法、八字治疗法、子午对冲疗法之类的，底层逻辑无非就是上病下取、左病右取、前病后取，从我的角度看都是从一个东西来的。

但凡认真看过《灵枢经》的人就会发现，这不过是缪刺法与巨刺法的发挥而已（"缪"字有七种读音，经张缙老考据，应念 jiū 纠，交错的意思，其实也就是交叉扎针，具体的大家可以看张老主编的《针灸大成校释》）。

用了缪刺、巨刺后，有一个变化，那就是不再头痛医头、脚痛医脚了，是不是看起来就特立独行了？

这样一来，只要给病人做出一种似笑非笑的表情，好像就高深了一层，病人还会忍不住给你赞一个：神医！

医生内心自然就飘飘然了。

比如我在 2015 年，去成都给朋友父亲把脉开药，顺便跟朋友的老师喝茶，其间他说右大拇指痛，打麻将，一甩牌就痛。这是鱼际部位痛。

当时在茶馆，我就说试试，给他扎的左大脚趾附近的太白穴，当场痛消，人家就觉得很神奇啊。

"怎么我手指头痛，你给我扎脚趾头啊？"

你看，我要说这是缪刺、巨刺法，只要说破了，就感觉一文不值，是吧？

再比如，门诊经常有肩胛骨痛的、脖子痛的，我不给他扎局部，我扎蠡沟，扎腿上，就能扎好。不管是上病下取，还是子午对冲，那都是缪巨刺的延伸，不出《黄帝内经》的法门，只是很多患者会觉得神奇。

为了维持这种神秘感，我又陷入了一种境地，就是扎针非得要跟别人不一样或者跟教材不一样才行。

很拧巴，是不？

虚荣心作祟，真是要不得。

若只是虚荣心也就罢了，问题是会影响疗效的，真的，跟局部取穴一样，疗效是一半一半的，时而神医、时而庸医。

于是，我又继续摸索下去，发现原来扎针也要辨证啊。

以前扎肩周炎，要么局部扎，要么就是缪巨刺，可依然有无效的患者。

有一天就碰上了这样的，老先生那个肩可痛了，我怎么扎都不好，后来问出来，他爱吃苦瓜，这一年每天吃，这东西寒啊，身上寒气大，而且吃久了，脾胃肯定受凉了。

于是我就给他扎足三里补胃气，又扎血海，血海在脾经，不仅可以治脾也补血，这样一来，我没有扎他的肩膀，可他的肩膀反而就这样好了。

你说气人不?

所以我又再次陷入了迷恋辨证取穴的境地。这是一种困境。

我治过一些肿块结节，用的都是辨证取穴。比如之前治疗脑垂体瘤，用针，温肝经，经过近一年的治疗，患者不仅肿块缩小了，而且还怀孕生子了。但因为她没有坚持后续治疗，所以观察不够。

美国有个陈照医师，就是仅凭针灸把坐着轮椅的脑瘤瘫痪患者给扎得能站起来了，还上了报纸，原来口不能言手不能抬的，扎了十六次，可以说话了。可见针灸有很强大的生命力。

我治疗过好几例乳腺增生或子宫内膜息肉、肌瘤的患者，也是通过针灸，扎没了。

但疗程都是用年计，所以一点也不值得去炫耀什么，疗程一旦拉得太长，就失去了成就感。

明明感觉自己辨证没错，效果不能说没有，就是每天看，看不出什么大的变化，每周看，也看不出什么大的变化，但半年下来，慢慢地，人变得精神了，情绪稳定了，睡眠好了，这些平时不太注意的地方在改变。

在瓶颈期的时候，我也有困学，究竟怎样扎针患者才能好得更快？

经气的流动究竟是怎样的？我思考了很久。

我们在学习教材的时候，都是知道寅肺卯大胃辰宫，这样一个从肺到肝的流向，从手走头，从头走足，从足走腹胸，是一个如环无端的情况。

学腧穴的时候，看教材，知道肺经从躯干往手指走，而大肠经从手指往躯干走，它们的方向是相反的，所以迎随补泻的时候会很困惑，向心是补？离心是补？

在看《针灸甲乙经》的时候，发现这部经典的排穴，跟教材不一样，无论阳经还是阴经，起始都在手指，都是从井穴开始。这样，无论阳经还是阴经，向心为均为补，离心均为泻。

于是我就明白了，井、荥、输、经、合，经气是从四肢末梢向躯干向心流动的。

以上两种，就是张缙老强调的，经络有两套系统，一套是肝肺流注，一套是向心流注。其实向心流注，很多人都观察到了，比如陆瘦燕先生、赵京生先生、黄龙祥先生等，只是他们没有展开来讲，也没有讲如何指导临床。

而专门写成一本书来论述的也有，如《针灸经穴与原气》《营卫学说与针灸临床》，但这两本书，只能给人以感性的理解，在指导临床上，还是让人摸不着头脑。

而且这两本书，还让我陷入了一种困学的境地，久久不能自拔。让我产生了对自我的怀疑。好在我针灸临床已经十几年了，在自己治过的病人的疗效支撑下，我的信心是十足的。病我都治好了，难道指导我的理论是错？如果是错的话，我就不能治好病了。

于是我很快就走出了困境，你们知道是哪个理论让我坚定了信心？

是教材，教材怎么说？腧穴所在，主治所在；经络所过，主治所及。

大道往往是最简单的。

为什么有阿是穴、天应穴？

病灶在哪里，就近的穴位就有治疗的作用。

病灶在哪条经络上，这条经络上的所有穴位，就对病灶有治疗作用，甚至其同名经或表里经上的穴位，都有治疗作用。

不愿意局部取穴，会画地为牢。

比如在耳垂后面的翳风穴长了个大脓包，在脓包上划个口子，把脓血水挤出来就好了，没有必要到处找穴。

手腕处的腱鞘囊肿，直接在囊肿上扎针，并在针柄烧艾就可以了，没有必要到处找穴。

脸上长了很多痘痘，那直接在痘痘附近放血就好了，没有必要到处找穴。

慢性中耳炎一直渗水，直接对着耳孔，悬灸就得了，没有必要到处找穴。

痛风大脚趾关节红肿掣痛，就在那个跖趾关节的地方放血就好了，用毫火针放，效果也不差。

你看上面这些都是局部取穴，效果不见得就差。

可那种爱表现的心理，还是让我有一段时间不愿意去做，总想出人意表。

毕竟，局部取穴太简单了，谁都会是吧？

我这么一说，大家感觉很容易上手，但我就是纠结啊，特别是看了原气、卫气运行之后，更加纠结了。

有些实证明明局部多扎一下，就能明显提升效果，偏偏放不开。

似乎不让卫气周流一下，就不会治病了，不解放思想，行动上就不会进步。

直到有一年，我看了一位甲状腺功能亢进的患者，她曾经被治愈过，在大连治的，记得是一位姓刘的大夫。后来复发，去大连不方便，就在我这里吃中药、针灸，效果还可以。

后来她顺利怀孕，现在生了孩子在带娃。我当初问过她，大连那个大夫是怎么治的。

她说那大夫全是扎针治疗，一屋子全是甲亢病人，一排排躺在床上，先是学生扎扎手脚，关键的那几针刘大夫自己扎，就扎脖子上，慢慢地甲状腺功能就正常了。

我听了，也没有觉得多了不起，不就是局部取穴嘛。

不过那个地方，我也不太想扎，不想冒险，附近有颈动脉，扎了可不是闹着玩的，而且有颈动脉窦，这个可以让心跳停下来的，是个心跳刹车开关，所以我从医十几年都不太敢轻易尝试。

但后来我在读《针灸甲乙经》的时候，书上讲治瘿瘤的配穴，直直白白地让扎人迎、扶突、气舍，这不都在脖子上嘛，局部取穴。

于是我给有桥本氏甲状腺炎（前期会有甲亢的表现，后期会有甲低的出现，有时也有波动）的患者治疗，就扎上这些穴，那会儿她有心慌、入睡困难。

我刚看完书，第二天，就给她扎上，都用 0.5 寸针平刺，气舍的那一针，她的针感明显能到达心脏，当下就有开心的感觉，心脏一下就舒服了，次日，她说当天晚上是十年来睡得最好的一天。

从那会儿我就开始扎脖子了，很多没有甲亢的患者，扎了这些穴位后人也觉得开心了。在脖子局部扎针，能影响甲状腺素的分泌，要是甲状腺素分泌不足，人会抑郁，扎了针分泌够了，人就开心了。要是分泌过多，人会兴奋易怒心慌入睡困难，扎了分泌减少，人就归于平静。穴位是有双向调节作用的。如果长期坚持下去，我觉得那些结节，应该也可以扎没了。

说到甲状腺问题，就不得不提到乳腺。乳腺增生是一个高发病，毕竟现在大家气性都大，都易怒，又忍怒，不光女人会乳房胀痛，男人也会的。

对于乳腺增生，我治愈过的不多，有记忆的，都是中药、针灸并行，疗程非常长。后面实在是被磨得没有办法了，就问患者，愿不愿意局部扎针？

如果同意，会有女助手一起在场的情况下，局部扎针，再配合辨证远端取穴，效果非常明显。

在很久以前，我写过乳腺增生中药治疗的学习经历。我查了很多相关医案，大多是用阳和丸和一些化痰药，但是我用起来，也许是我水平不到，效果并不太理想。这个结果一度让我觉得很受挫。

有很长一段时间，我不敢谈乳腺增生这个话题。后来我读到郭诚杰郭老的一些文章，他治疗乳腺增生很出名（郭老跟张缙老一样，是针灸的世界非遗传人，全球仅四个，全在中国），他取穴也是局部加辨证取穴。其实《针灸治疗学》教材也是差不多的取穴。郭老的治疗，其实是很"平凡"的，但是老到。

有位南昌的梁清湖老师的针法，是直接扎在肿块中心上，同时还要行手法让肿块产生热感，以消散结节，这个治法就要有胆色了。

最近又看了不少文献，大同小异，后来看到了朱汝功朱老的医案，这个有点特别，扎的是乳腺癌，可不是纤维瘤或囊肿。

朱老在局部肿块，扎上针后，还烧艾炷，这不就是我平常常做的温针吗？我瞬间就激动起来了。针灸在治疗肿块这方面，应该还是有优势的。

所以最后，我用针选穴就走了三条路：一是局部取穴，二是远端缪巨刺或循经取穴，三是辨证取穴。

这样我的疗效自然不比从前了，要好太多了，虽然到现在我依然还在摸索，但起码有方向了。

除了选穴要合理之外，医生的指力也要够，两相结合，效果才会翻倍。

下面我举几个小例子来说明一下。

例1：痛经

患者小腹下坠感明显，素来少气懒言，辨证属气血双亏。

血不荣则痛，缺血性疼痛，仅扎血海（补血）、足三里（补气），意图气血双补（类同八珍汤），温针半小时，痛经即止。

后因温针过热过补，热气上冲而引起了头胀痛。

艾火虽微，内攻有力。

当即以毫针点刺（如蜻蜓点水刺入1分）太冲、大敦，以泻多余之火热，当下头痛亦除。不用其他手法过深过重刺穴，是怕过泻元气，用针用穴都要恰到好处，这就是即时辨证纠偏，这个度，太难掌握了。

我原本想在头上针，后来再一想，上病下取，不如引火归原。

为什么选太冲、大敦？因为正好来着月经，足厥阴肝经用事。

最后的结果就是患者的小腹不痛、头也不痛，清爽地走出了诊室。

无论用药还是用穴，辨证施治是灵魂！但是刺法也是关键。

其他的都是花哨！

在本案的治疗中，我除了开始扎足三里、血海带力进针催气外，并没有用过多的手法，仅仅是在针柄上烧一节艾条，让艾替我行温补之法。

没有任何炫目的技巧，只是一板一眼地辨证选穴。

本例手法上有两个要点：一个是足三里、血海，带力进针，力向内行，有重插之意，补法。另一个是疾刺浅刺太冲、大敦，是轻泻法。

总体上是补泻兼顾，以期达到阴阳平衡的目的。

例2：落枕

一哺乳期的妈妈，找我看足心湿疹，这个是肾经所过的地方，同时剖宫产后一年了，瘢痕处在饱食后疼痛，小腹有下坠感。另外，同房后精力大亏，整个人如被掏空一般疲倦乏力。

足心——肾；

同房后疲劳——肾；

小腹下坠——气陷；

瘢痕痛——瘀血。

用方：

气陷——四君子汤；

肾阳不足——金匮肾气丸；

瘀血——桂枝茯苓丸。

用药后，湿疹明显好转，其余症状也好转。

这是前提，对于下面的症状，有参考作用，总体看，还是一个以亏虚为主的患者。

复诊时，她说最近几个月带孩子，反复落枕，问我能不能扎扎针。

她的意思，是想让我扎扎脖子。

但我偏不。

我"不"的意思，就是这个问题虽然表现在脖子上，但问题不是脖子。

这是什么？

这是血不养筋，血不荣则痛。

结合前诊的信息，就是一个亏虚的病人。

所以，我决定补气血以养筋，这样，就不会反复落枕了。

选穴：足三里、血海、三阴交、气海。

足三里——补气；

血海——补血；

三阴交——补肝脾肾；

气海——补元气。

全部温针，针柄上烧艾条，起针后，她说落枕明显缓解了。

如果我是扎脖子去疏通经络，过于疏利，只会耗气，会越扎越痛。

所以，无论用药还是用穴，辨证施治是灵魂！

三天后随访，已愈。

例3：面瘫

一位男性患者，在2019年夏天的时候，一个忙碌的晚上，一直工作到深夜，一觉醒来，发现半边脸歪了。

于是他向我求助。

他素来肾亏，在2016年时曾找我看病，因为他的工作是策划，常年熬夜，熬夜会伤肾。

别看他五大三粗，走起路来，气喘不息，说话有气无力，整天眼都不想睁开，一天到晚怎么也睡不够。那一年，我给他开了大半年的龟鹿二仙胶，加大剂量当归补血汤、归脾汤，慢慢地，精力才恢复过来。

2016年第一次面瘫，也是我治的，当时的治疗是在面部扎针，前后两三个月才治好。

这次又发面瘫，我就不扎面部了，基于以前对他进行过大补的经历，我认为他是血虚受风。

选穴：合谷、足三里、血海。

面口合谷收，这个是专穴，而且合谷补气；

阳明主面，足三里也能管到面部的病变，而且足三里是大补气；

血海补血。

三个穴位都行温针法。

治疗仅一次，他在一周内就恢复正常了，后来又再巩固治疗了一次。

例 4：过敏性鼻炎

2017 年 1 月 11 日来了一老患者，有过敏性鼻炎，好多年了，我记得上次扎过针后，流了不少鼻涕，但没断根，这天着凉鼻炎复发又来治疗。

我突然兴起，试一下烧山火吧？

于是我给她扎起了风池，一边行手法，一边问：你现在是什么感觉？有没有感觉凉还是热啊？

她说：热了热了，后背在发热，额头都冒汗了。

然后我就起针了。

到下午，她给我发信息说：扎完后，鼻部反应很大，流了一整天的鼻涕后，就通了。

风池可祛风排寒，着凉后正好可用此穴，加上热补手法，功效增倍。

我所说的手法与温针

我在文章中常会讲做手法。

做手法之前，要先揣穴，用力把穴揣出个凹陷来，这时候扎针，一是不怎么痛，二是容易得气。

> 揣穴，指在扎针前用手指在穴位处行揣、按、循、摸，找出具有指感的精确穴位，又称定穴或摸穴。

得气最主要的感觉是酸胀，有些人会麻。

至于产生刺痛感，有两个原因：一是扎到了毛孔，但不妨碍取效；另一个是扎到了血管，也不妨碍取效，就是起针后可能会有血肿、皮下瘀青，一周左右会退散。

不管怎样，还是要尽量避免扎到毛孔和血管，但谁也保证不了万中无一，只能尽量少扎到。

坚持揣穴的原因，就是揣的时候可以先把血管拨开，不容易扎到血管。

做好以上前提了，再进针，把针扎到适当的深度后，才可以行手法。

我常做的手法，就是对针柄做捻转与提插，常混合在一起做，这样针感产生得比较快，当感觉患者的肌肉夹紧了针身时，再反复多次行热补法或凉泻法，即可产生热感或凉感。

热补法是三进一退，凉泻法是一进三退。

总之，要保持针身不离开人体，指力向机体压入，就偏补；指力向机体外拔，就偏泻。局部热，叫热补法，当产生全身热时，叫烧山火；局部凉，叫凉泻法，当产生全身凉时，叫透天凉。

我认为，作为一名针灸师，不必过于执着追求寒热感，虽然这是手法的高峰，但不是每个病人都喜欢这种感觉，有些不喜欢针感的患者，当你给他施手法后，他会很难受。

我对治病是这样理解的：人生病是不舒服的，治病是为了让人舒服，所以扎针的时候，手法尽量轻柔，让患者感觉到舒适，气就会聚拢，才能冲击病灶。

当人遇到爱抚的时候，会想要拥抱，这时正气会聚过来；而当人受到捶打剧痛时，会想要逃离，这时正气会溃散。

扎针也一样，要扎得人如微风拂面，经气才会慢慢激发；你要扎得人痛得大叫，那经气马上就逃散了，没有经气，就治不了病。

张缙老的经验带力进针可增强疗效。

我觉得我用了十多年的温针就有向下的力。

艾炷，有持续压着针柄的重力，这就相当于向下用力，并且艾炷烧着后的火力，有温通经络的作用，所以经气一直被激发，遇热则火郁发之，遇寒则温经散寒，遇湿则燥湿。

温针疗法在岭南十分盛行，我自上大学就接触，附院里的针灸科总是烟气缭绕。

用温针，手法得气，再正确辨证选穴，疗效能提升数倍，同时也要学会等，观察正气的状态，到了合适的时机，机体会自发产生抗病的反应。

有读者会疑惑，又针又灸，不正是古籍上说的"有如炮烙之刑"？

其实不是，两者还是很不一样的。

温针的灸是用艾条温和灸，这个是在新中国成立后才风行的疗法，而古籍中所说的灸，是指直接灸，是将艾绒直接放在皮肤上灸。这是两回事。

温针灸是在毫针针刺后，留针时在针尾加置艾炷，点燃后使其热力通过针身传至体内，以防治疾病的一种方法（图1）。温针灸是灸法中使用最普通、也最受病人欢迎的一种疗法。由于它疗效卓著，治疗范围广泛，又是防病保健的一大良法，因此，长期以来一直为医家和病家所重视。

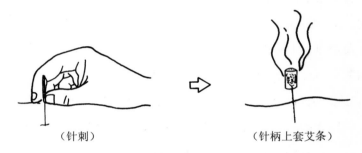

（针刺）　　　　　　　　（针柄上套艾条）

图1　温针灸

就算是以前的直接灸，艾炷也是麦粒大小，操作时病人如果觉得痛了马上就按灭，时间很短，一般不会烧穿皮肤，最多是有小水疱。化脓灸是艾炷做得较大一点，皮肤烧穿导致化脓，多用于风寒湿痹等症状，皮肤麻木不仁，直接灸是不会有太大的痛苦的，至于说像炮烙之刑的灸，大多是辨错证，蛮干出来的。

再说了，在明代杨继洲的《针灸大成》中也记载了与现代温针疗法相似的操作："其法针穴上，以香白芷作圆饼，套针上，以艾灸之，多以取效……此法行于山野贫贱之人，经络受风寒致病者，或有效，只是温针通气而已。"可见温针之法，历代都有沿用。此法至今仍在民间广为流传应用，尤其在岭南的各大中医院针灸科，常常是烟气缭绕不绝的。

　　而我习用温针疗法有 15 年之久，从未遇到"炮烙"的副作用。我在上大学时就开始看老师们做温针，老师的老师们也用温针，这个方法被一代一代传下来。读书不能死读书，不能教条，很多古代不能针的穴位，现在由于针具的改进，也变得可以针了呢。

　　那现行明明行之有效的方法，为什么要反对？难道就因为古人说过一句话？而且还不一定是对的话。

"解穴"——针后不适感的应对

在临床上，无论医生怎么小心，都不可能百分百避免患者在针后的不适感。

比如我扎了一个人的外关穴，起针后，她总觉得外关像别着筋一样扯着，转动手臂不便；

比如我扎了一个人的关元俞，起针后，她总觉得腰骶像被重物压着一样，弯腰直身不方便。

总之，扎一百个人，总有那么一两个人出现这种不适，一部分的原因是医生的操作手法不当；一部分的原因是患者的经气本就不畅或气虚。

而对于新手来说，扎针出现不适感的概率更高，这种不适感，对于部分人来说，就是副作用，相当于被人"点了穴"。

一个人扎针后局部身子动不了，可不就是像被点了穴？

如果新手频繁扎出不适感，不仅会影响自己的信心，也影响自己的前途，而且将不再有人愿意找你扎针。

那么如何解决这一问题呢？

多年前我在学习欧阳群教授关于穴位埋线的论文时，查到一篇他治痛证的论文，其中他分享了一个经外奇穴，叫落零五，此穴书上多无记载，是他得自民间一位老中医口传，始知其专治各种痛证。

我呢，在临床上用时，发现这是一个绝妙的"解穴"，凡是因为针刺出现的不适感，尤其是痛感并伴有牵扯转筋感的时候，扎上落零五，能马上缓解，跟小说中的解穴一模一样，也算是发挥了此穴的功用。

落零五的位置（图2）：在手背第二、三掌骨间，掌指关节后1寸。

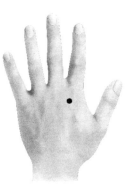

与手背第二、三掌骨间，掌指关节后0.5寸的外劳宫穴仅差0.5寸。

与腰痛点（手背第二、三掌骨间及第四、五掌骨间，腕背侧远端横纹与掌指关节的中点处，一手2穴）中的一点几乎重合。

图2　落零五穴

2014年的时候，有一位朋友，在深山的农家乐玩，半夜突然肾绞痛，问我有什么办法？

叫天不应叫地不灵的地方，一没药，二没针。

我说：筷子总有吧？

他说有。

于是我让他拿了筷子点按腰痛点，有多大劲使多大劲。

等了许久，没见他回话：咦，人呢？

次日他说：昨晚实在太困，按着按着，渐渐不痛就睡过去了。

2021年11月份，有位女患者，在诊室门口，大喘着气，让我救命，是一位老患者了，说是肾结石掉下来卡在输尿管上，痛得要死，医生让她手术，她不愿意，先跑来找我。

到了这一年，我已经纯熟使用落零五好多年了。我给先她扎了一针，就扎在落零五上，前一分钟她还痛得面色煞白，后一分钟跟没事人一样。

随后我给她开了排石的中药方回去喝。

没几天，她告诉我卡在输尿管上的石头掉了，她说直径有 0.9 厘米。

不管石头多大，落零五止痛的效果是确切的。

这种痛都能止，用来"解穴"还不是手到擒来。

其实落零五，跟外劳穴或腰痛点，我都用过，并不能截然划分，都有"解穴"的作用，所以没有必要多取一个穴名让初学者混乱，大家记住位置就好。

用灸的感想

我对艾条悬灸的使用是在学校学的，唯一一次使用在重症上，是2008年在老家开卫生所之时。那会儿村里的一位叔婆，因为腿部受伤，出了一点血，她儿子就找了本地诊所的医生来看，可能出于担心感染的原因，给叔婆输了一些抗生素。在第三天的时候，突然出现急症，她儿子赶紧找上我，我就过去看了。

我一看她：精神萎靡、面色青白、气喘声低、手脚冰凉、大汗淋漓。这是脱证，要回阳救逆才行。

平常给人做悬灸，我只用一根艾条，给她则是先在肚脐上铺了盐，点了三根艾条握在一起，对着肚脐悬灸，大概半小时后，她的身子就开始转暖了，精神也好转了，说话也有力气了。

然后我开了人参四逆汤，让她儿子抓了熬给她吃。

今年她老人家已经92岁了。

还有一个印象深刻的案例，是我实习时碰到的。是一位60岁的老太太，台湾人，在大良镇开工厂。2005年入院体检，有一个症状，鼻子不闻香臭30年。她说是在坐月子时，给孩子洗尿布，着了凉，开始鼻子闻不到味道，平素很怕冷。我当时是实习生，向老师提出了一个治疗建议，"可以试试艾灸"，老师就说："那你来做。"于是，我就每天给她悬灸百会，一灸就是一个小时，她很享受。灸到第七

侧边栏书眉用
灸
的
感
想

· 019 ·

天的时候，本来闭目养神的她，突然睁开眼说闻到了烟味，非常高兴。

住了七天她该出院了，工厂离不开她，可她又想让我继续艾灸，就问我能不能去大良给她灸，意思是出诊，会给我诊费。那时我还是实习生啊，没有收入，就很心动，可惜我那会儿还没有见过世面，不懂怎么坐车去大良，最后不了了之。

但艾灸的温通作用却让我记下来了。

由于悬灸十分占用人力，后来我一直很少给人做，除非时间允许。

像风寒头痛，悬灸百会、风池半小时，效果很好。

像落枕，颈部按揉弹拨后再刮痧，随后再悬灸局部半小时，效果也非常好。后来我在承淡安先生的医案里，看到有很多麦粒灸的案例，于是也开始留意麦粒灸。

麦粒灸其实并不难，就是会烫起疱，留瘢痕的概率非常高，所以我心中也一直畏惧，但当遇到用麦粒灸治好的疑难病例时，又会再权衡。

烫得痛难受，还是病得痛难受？

让病人自己选择吧。

当然了，对于还没有结婚生子的人我在门诊一般不推荐麦粒灸，如果是受病痛折磨不在乎小疤的人，我才给建议。

话说回来，我是自己试过这种灸法的，才敢在这里大言不惭。

我自灸的时候，艾炷能搓多细就搓多细，越细越不容易留疤。在灸之前，一定要在穴位上涂点防烫伤的药膏（如紫云膏、京万红），一方面可以防烫伤，一方面可以粘稳艾炷。

药膏不要太厚，太厚了热力进不去；也不要太薄，太薄了烫得又太痛。这个度要自己多次尝试才能掌握好。

麦粒灸的灸感，跟艾条悬灸是不同的。

悬灸就是温和的暖暖的，热力慢慢地进去。

而麦粒灸呢，它的热力是非常锐利的，没错，就是"锐利"这个词，像热针一样瞬间就扎进去，那股热感一进去后马上荡开，速度非常快，只需 0.1 秒，热就洇开了。比如我灸合谷，瞬间热就进去了，艾炷虽然烧完了，但是那个热感会一直持续，十几分钟后，慢慢地循着经络往躯干走，如果环境稳定，不冷，手臂半天都是热的。

它比悬灸要省时省力得多，悬灸可能要灸半个小时才能达到这种热感，麦粒灸只要 1 秒。

现在有很多介绍艾灸的书，相信不少人都看过，里面引用的案例大多是古籍里的，这就会有问题。古籍里提到"灸"，一定是指艾灸，且一定是指用艾炷直接在皮肤上烧灼的方式，如果原料不是艾草，不是直接在皮肤上烧灼，一定会加以说明，比如：灯火灸、蜡灸、核桃灸、天灸、隔姜灸、隔蒜灸，等等。而现代人多用艾条悬灸，这两者的经验能不能混为一谈是要两说的。

那么艾灸好不好？

好！

艾灸是不是可以随便灸？

不是。

范医生要不要大力推广它？

我觉得要慎重。

我有一个患者，因尿路感染，自行艾条悬灸三阴交后，发展至肾盂肾炎，住院治疗。这个案例，让我对艾条悬灸过于滥用，产生了忧虑。

还有一个患者，因饮用一杯生水导致腹泻，其妻用艾条悬灸腹部，产生剧烈腹痛，寻求我来诊治，后处以达原饮加地榆、槐花清肠道湿热而愈。

又有一个患者，因感冒后自行艾条悬灸大椎穴后，咽痛剧烈发作，我处以银翘散透热毒而愈。

以上这些都是我身边真真切切滥用艾灸而导致的问题！

我仍然坚持一贯的观点，体内湿热重者，慎灸！注意，此处的"灸"，特指艾条灸。

也许在读者看来，我有点因噎废食，但事关人命，不得不慎重。

艾灸的理论，我认为与中药处方一样，离不开阴阳五行、寒热虚实，它们是在同一个理论框架下的不同疗法。

很多人学艾灸，只学了点火手持艾条对着阿是穴的悬灸，却没有配套地学会灸法配穴、灸具、疗程、适应证、禁忌证、不良反应的处理，等等，这样很容易坏事。

艾灸的理论知识是容易掌握的，但配穴原则的专业性没有几年医学功力与临床实践，是不可能马上上手的。

普通人要使用艾灸，必须在有专业素养的医生的指导下进行。如果出现超剂量使用，患者要如何进行纠偏？如果做不到专业使用，就去大力推广，我认为可能弊大于利。

我作为专业中医本身对灸法的认识都不够深刻，更遑论是患者自己在家自灸了。

不管怎样，我还是坚持"不药得中医"，意思就是不懂别自己瞎折腾，这样反而更便于后面接诊的医生来处理。

正如前文所说，现在的灸，基本都是艾条灸，而且很多人都是从网上的推文学来的灸法，与其这样，还不如慎重点，不过多干扰机体。

我并不排斥灸法，我想说的是一定要在明确辨证的情况下使用艾灸。

2014 年初，我和同事去香港走麦理浩径二段，在走到五分之一的路程时，我的左膝关节受伤了，不知道伤到哪里，总之不能弯曲，我是忍着剧痛拖着一条腿，跛行走完了剩余的十多公里，这应该是属于急性的膝关节扭挫伤了。回到家已经是晚上十点钟，我做了处理：在两个膝眼上扎针，并在针柄上烧艾条，连烧了两个小时。一觉醒来，膝关节已经能够弯曲了，连续温针三天，恢复正常。同事看到后，一脸不可思议。因为搞徒步的，很多伤了膝盖的人，都是要一个多月才恢复，我竟然只花了三天就正常了。

还有一次，我太太在地铁吹到了空调风，头痛发作，我给她灸风池，她说，感觉有股吸力一样，源源不绝地把艾条的热力吸进穴位里面去了，头痛也得到了缓解。

同事头痛，我用麦粒灸灸列缺，瞬间痛失。

这些都是我在辨证明确的情况下使用的灸法。

艾灸在临床的确大有可为。

我还想起了一位患者，好像是从广西过来的，她一来就说她是甲状腺癌患者。

我问她：你确诊了吗？

她说医院确诊了，但她不想做手术。后来朋友推荐她用圆形的灸盒来灸，反正就那么放在脖子上，每天一次，一个多月后，一个鸭蛋大的肿物，就这样灸没了。去医院复诊，查不到了。

她来找我的目的，就是想开点中药调理一下。

这都灸没了，我还开什么药？

还有一位朋友，说是子宫肌瘤，也是通过灸盒来灸，坚持数月，复诊，B超查不到了。

还有一个患者告诉我，他老婆去年胎位不正找我治疗，我当时令其回家自行用艾条悬灸至阴穴，一周后B超显示胎位已正，足月顺产一健康宝宝。

写到这里，我对灸法，是又爱又恨，爱是因为它确实好用，父母每天晚饭后都会去散步，有时出现了关节痛，艾条一悬灸，就好了；恨是有些人，不分青红皂白滥用，如前文所写的几个案例。

我更怕的就是商家，为了利益，在没有专业知识支撑的情况下，毫无节操、无限制地推广艾灸，什么都灸，那样的危害性其实更大。

虽然我对灸法的认识不够深入，但我对湿热的研究与临床实践，可是足足花了十多年。

内有湿热者，湿更易与热相结，夏天，在太阳底下走一圈，会胸闷；被子，盖厚一点点，会胸闷；吃个榴莲，会胸闷；在室内，不开空调会胸闷；下雨之前，空气闷热，会胸闷……再艾灸悬灸一下，反正我个人是受不了，会心慌。

以上只是我个人的一些认识，不要以为我和大家是抬杠，纯属希望大家慎用艾灸。

要用好灸法，中医基础理论，一定要学透，绝不是只看一本艾灸的书籍就能万事大吉的，一定需要终身学习。

咳嗽案

案1 湿咳案

周某，男，14岁。2018年7月9日初诊。

主诉：反复咳嗽20多天。

现病史：20天前感冒，经治疗后，遗留咳嗽，咳少量痰，无发热。因乘地铁就诊，出现欲呕。咽不红不痒，胃纳可，大便一天一次成形。形体偏瘦，唇暗红，舌淡嫩胖，苔薄润，脉弦长。

诊断：咳嗽（少阳咳）。

处方：柴胡10克，黄芩10克，党参10克，法半夏9克，茯苓10克，苦杏仁10克，厚朴10克，炙甘草6克，大枣20克，生姜15克。

5剂，水煎，每日1剂，早、晚分服。

用方的根据：

1.咳嗽迁延不愈，正虚邪恋，小柴胡汤中的党参可扶正，柴胡、黄芩、半夏可祛邪。

2.我认为患者体内有火，火从哪来？瘦人多火，唇暗红，乃体质之火。火停在哪？20天前感受外邪由表入里，却并没有完全入里，停留在半表半里，并易干扰食管。

3.患者有欲呕的症状，我直觉上会多从少阳考虑，热邪干扰食管（虽然不具有说服力，但是我还是要写出来。面诊上，综合感观是木型人）。

其余加味的药，如厚朴、杏仁，原本是桂枝加厚朴杏仁汤中用以止咳的药对，移用至此，茯苓利水渗湿。

7月16日二诊：证辨得再有根据，可惜服药效果欠佳。但效果欠佳，并不完全是用药不对证。

患者在服药后的第二天，下水摸鱼，湿气入侵，随之咳嗽加重，以半夜咳嗽为主，多汗并有酸臭味，无咽痒，无痰，舌淡红嫩、苔稍腻，脉弦长见滑。

汗酸臭多为有湿，脉出现了滑象，肯定是开始生痰了，又因下水染了湿邪。

治宜化痰湿。以上焦宣痹汤化湿，温胆汤化痰，杏苏散止咳。

处方：枇杷叶10克，郁金10克，射干10克，淡豆豉10克，通草5克，苏梗10克，苦杏仁10克，前胡10克，桔梗10克，竹茹10克，炒枳壳10克，法半夏9克，茯苓10克，陈皮6克，青皮6克，浙贝母6克。

5剂，水煎，每日1剂，早、晚分服。

7月23日三诊：患者的咳嗽无任何缓解，因畏药味，服药呕吐。患者母亲说：此次就诊，不求治咳，要治晕车，因坐地铁都晕，欲呕，药难服。

晕车，我多从风痰来治。

处方：桑叶6克，菊花6克，制首乌15克，玉竹10克，刺蒺藜6克，甘草3克。

3剂，颗粒剂，开水冲服，1日两次，每次1格。

温针1次，取穴：尺泽、太渊。

此方为广东省名医何炎燊老先生的首乌玉竹饮，专治阴虚咳嗽。这里我加减了一下，用来治肝风晕车兼咳嗽。

8月6日四诊：三诊针灸后，咳嗽缓解，晕车缓解，因针灸效果好，又畏药味，不愿再服药，只愿接受针灸治疗。

治疗：尺泽、太渊、阴陵泉，温针法。

8月15日五诊：已无咳嗽，但仍晕车，汗多，流涎。

治疗：复溜、阴郄，温针法。

范医生按：这是个未完结的案例。患者老家在湖南，暑假期间感冒了，在老家接受输液治疗，烧虽然退了，但却咳嗽不愈，在老家治不好，于是，在深圳上班的母亲把孩子接来治疗。经治疗，咳嗽好转，因开学回老家，针对晕车的治疗却未能继续。

这种感冒后经抗生素治疗的患者，转到我这里时，大多是伤了正气的。针对这种情况，我有两个高频方：第一个是桂枝加厚朴杏子汤，第二个是小柴胡汤。

选用这两个方子，是因为我认为它们都有扶正的作用。

但很显然，在本案上，我用小柴胡汤的效果并不是很好。

不好的原因，不是中医不行，是我水平不够，可能没有辨对证，也可能是有其他偏差。

一方面，患者是个超级晕车的人，连坐地铁都晕到吐，坐这么安逸的交通工具都吐，要么是内风重，要么就是内痰重，对此我真是人力有限了。

另一方面，正在好好治病，患者却下河里摸鱼？在深圳啊，下水摸鱼，我都找不到河在哪！太阳又晒，水气上来，可不就染了湿气。

再一方面，我定位也不准，不应该定在少阳，还是应该定在肺。这个是我过度分析了。

定在肺的证据，是三诊后用了肺经上的两个穴位取效了，这是直接用事实告诉了我，就是肺的问题。

我反思，也许一开始，直接用升阳益胃汤，可能更好。也许邪还在表，还没有深入。我有些惯性思维了，被他素有的晕车症状带偏了，带到少阳去了，固执地认为是风痰，就这么出现了偏差。这是我的不足之处。

幸好在三诊时，补救了。

在这里，我讲一个高效的治咳穴对——尺泽、太渊。

穴解：尺泽，肺经的合穴，有调肺脏气机的作用，恢复肺的升降出入，即宣发肃降功能。

另外，我认为尺泽还有一个功能，就是化中焦湿热。

痧证或中暑，有一个常见的症状，即胸闷欲呕，甚至有气短濒死感。

对这种急症，可以采用放血疗法，即在肘窝静脉处和腘窝静脉处放血。2014 年夏季，我参加户外活动时，给中暑的伙伴做过急救。处理方法，是用随身带的硬币蘸上风油精，在肘窝处刮痧，症状随之缓解，再刮内关及后项部而愈。

在肘窝的处理方式，不仅放血有效，刮痧也有效，那么针刺为何不能有效？

所以，我常用尺泽治中焦湿热。因为肘窝位于上肢的中部，中焦位于人体的中部，用全息反射区的角度看，肘窝正好对应中焦。位于肘窝的尺泽，就可以起到治疗中焦的作用。另外，别忘了，肺经的经脉循行里，有"起于中焦……还循胃口"这么一句话，说明肺经是从中焦经过的，从胃口经过的，是有现实通路的。因此肺经的腧穴是能与中焦发生关系的。

综上所述，取尺泽能够达到我想要的两个目的，一是治疗患者中焦湿热而致的晕车，二是调肺的气机。

再讲太渊，肺经的原穴。原是什么意思？就是原气的意思。这个穴位，能提供原气给肺脏。那么该怎么理解原穴呢？原穴通三焦，三焦为原气之别使。大家可以假想三焦像个池子，这个池子装满了从肾脏灌进的原气能量。而三焦是笼罩全身的，所有的脏器、经络，其实都被三焦包裹着。三焦就像房子，所有的家电都放在房子里，电器要使用，就必须插上电插头，原穴，就像是插座，插座后面有根线，连着三焦，从那里获取原气，即能量。久咳，肺气虚，要补肺气，那怎么可能不用到原穴呢？于是取太渊。

总体看，尺泽是偏泻的，是金经水穴。肺为金，肺经合穴为水，金生水，"实则泻其子"，故有泻肺的作用。那么肺里的痰湿，就被泻掉了。

太渊是肺经输穴，金经输土穴，土生金，"虚则补其母"，故太渊是补肺的，而且太渊又是原穴，还能补原气，双重补。

太渊与尺泽，一补一泻，有来有去，仅气的出入配对就是阴阳对称了，肺的气机一恢复，咳嗽自然就慢慢好了。

这个穴对，非常精妙。

记住了：肺主气，司呼吸，通调水道。气的一个作用，就是能化湿。司呼吸，就是呼吸节律要正常，咳嗽会打破呼吸的节律，恢复肺的气机，就是恢复肺司呼吸的功能，自然就不咳了。前面我说这是个未完结的病例，是因为患者中断了治疗，他回老家了，晕车无法确定疗效。

案 2 气短咳嗽案

2019 年的一天，有一位老患者给我留言：

范医生，早上好！有件事情想麻烦您了。我老公咳嗽两个多月了，一直不见好，上次过去您那边加号，因为人太多不好意思，没办法就回来了，后面顺便去医院看了一下又赶着出差珠海去了。一拖又拖了两周多，吃了医院的药也不见好。看着他每天咳得难受，实在揪心，他说还是得看您才有希望了，能否帮忙给他加个号看看，好吗？真的拜托了！

他的情况，主要就是一说话就咳，感觉有一口气堵着非要咳出来，说一句话就不停地咳咳咳，不说话就相对平静不怎么咳。睡觉也基本不会咳。痰不多，基本属于干咳。现在白天咳的两边肋骨都疼了。

今天早上我和他过去您那边一趟，辛苦您帮他看看。我们也实在没办法了。

主要是这个病，我很感兴趣，一看就是个虚证，我想再试试太渊的补性，就同意了。

黄某，气短1个月。

现病史：说话不能完整说完，说到一半会气短而呛咳，至某社区健康服务中心就诊，诊为慢性支气管炎，对症治疗，效果一般，现舌淡红胖嫩、苔薄，脉浮数而无力。

诊断：咳嗽。

处方：党参10克，白术10克，茯苓10克，炙甘草6克，山药30克，诃子6克。

5剂，水煎，每日1剂，早、晚分服。

温针1次，取穴：太渊、尺泽、足三里。

范医生按：根据他妻子前面的留言，我已经判断为虚证，久咳不愈，脉又无力，是气往外泄，不能固摄。

用药方面，就用四君子汤，再加山药固涩，诃子敛气止咳。

而取穴，如前案，太渊、尺泽是对穴，再加足三里补气。

看完后，他没有再来复诊，我也忘这个事。

后来，他妻子来看颈椎病，我就问了一下：你老公上次看了怎么样了后来？

她说：当天扎了针，就好多了，再加上服药，就没再犯了。

后来她又给我发了信息：

那年他的咳嗽特别印象深刻，10月份开始咳嗽的，一说话就咳，严重影响了工作和生活，先去了看西医拍片了。没看出有什么，医生又怀疑他哮喘，给他开了治疗哮喘喷的，喷了一点没效果，喷了一周就停了，又去某中医院看了中医，还是没用。后来我说还是去问问范医生吧。后面你说可以试一下。就去你那边开药+针灸了。针灸了一次，吃了两次药，好像是。后面就没事了。真的是折腾了一圈才找到对的路。

案3 外感咳嗽急性发作案

2018年8月9日上午看完最后一个患者，我正在收拾东西，准备回家，这时候医馆总经理过来，一脸着急地跟我说：快救救黄某吧，半条命都快没了，咳得不行，马上要住院了。

黄某，是我的同事，我见他有气无力地坐在候诊椅上，拿着一张纸巾捂着口鼻，不停地咳，咳声无力，微喘，脸色苍白。

当时，我就问了几个问题。

"咳多久了？"

"一周。"

"吃过什么药？"

"前几天，吃了些中成药，没效，今天吃上阿奇霉素了，还是没效。"

"喉咙痒不痒？"

"痒。"

"咳什么颜色痰？"

"白痰。"

然后我看了一下舌质，舌淡胖，苔水滑腻。把脉：脉浮紧。皮肤潮湿稍凉。

他一边回答，一边止不住咳嗽。

我对病情的判断分析：

急——有轻微喘，需要止。

寒——过用凉药，需要温。

虚——有气无力，需要补。

咳嗽，定位在肺。

以上思考，耗时 1 分钟，有了大体判断，我急忙让他躺下，先扎上针，再慢慢补充病史信息。刚扎上针不到 5 分钟，黄某的咳嗽频率就降下来了，能够安静地躺着。我用的是温针法，艾炷烧完要近半个小时，在这空档里我让跟诊学生问了点病史资料：

8 月 21 日晚受凉后开始出现发热，体温最高达 38.5 ℃，伴畏寒，头晕头痛、全身乏力，肌肉酸痛，食欲不振等症状。自服清开灵胶囊、感冒颗粒、抗生素等。29 日早上，突然出现剧烈咳嗽，微喘，咳白痰，反复低热，汗多、头晕、头痛、咽痛，无喷嚏、流涕，无胸痛气促，无呕吐，无腹泻。遂于某门诊就诊，病程中，患者精神、食欲、大小便正常。

查体：急性病容，神志清，咽部充血，双侧扁桃体 1 度肿大。双肺呼吸音粗，未闻及干、湿啰音，心律齐，有力，各瓣膜听诊区未闻及病理性杂音。腹软，无压痛、反跳痛。肠鸣音正常。

某门诊诊断为急性支气管炎，处以六神丸、盐酸氨溴索口服溶液、复方甘草片、盐酸金刚乙胺片等治疗。

中午症状无缓解，故来门诊找我就诊。

患者咳嗽、咳痰严重，发热，面无血色。大便不成形，两天一次。

判断为咳嗽，病在肺经，且病久气虚，服凉药更加重了病情，于是用温针法，取鱼际、尺泽、足三里，培土生金、化痰止咳，同时针刺耳穴肺、气管、交感等。起针后患者咳嗽已减轻大半。

处方：紫苏叶10克，苦杏仁10克，前胡10克，桔梗10克，姜半夏10克，茯苓10克，化橘红10克，党参10克，丝瓜络10克。

2剂，水煎服，每日1剂。

患者扎着针，闻着艾烟也没有引起剧咳，半小时后，艾条烧完，人就缓过来了，脸也开始有血色了。

周围同事看着我治病，这时见到黄某的变化，连连感叹中医之神奇，这是当场病去大半的感觉。

根据病史，我开了杏苏散加味善后。

1周后回访，患者自述，服药2剂后，体温稳定，感冒症状渐渐消退，留轻微咳嗽，白天咳嗽较前减轻，夜间反复。

未再复诊，自行服甘草片、急支糖浆、抗病毒口服液3天，咳嗽好转。

范医生按：患者是壮实的小伙子，一开始感冒，就畏寒，这是表寒。暑天受寒，多为空调原因，肌肉酸痛，这是有湿，岭南的暑天说没湿是不可能的，这是表有寒湿，虽然有咽红肿痛这种内热的表现，但不能仅用凉药治咽痛，而不管恶寒与肌肉酸痛。

外寒内热，过用凉药不对证，只会越治越重。如果不用肺经的穴位来解寒湿，不可能恢复得这么快，甚至会滞表，发展为真正的哮喘。

治病要分层次，外有表，需要用到解表寒的药，内有热，同样需要清内热的药，这时就可以选用表里同治的方子。

不过，对急症只能先采取我擅长的针灸治疗。

我先扎的是鱼际，因为鱼际是可以治疗急症的。患者的症状在当时看起来有些急，我才选用这个穴。另外，还有其他的考虑：

1.在手诊中，鱼际部位为艮卦，艮有止的意思，就是停止，停止一切正在发生的事，急症就需要止。虽然这条不太具有说服力，但是我当时就这么想，我遵从内心的选择，于是选择了鱼际穴。

2.咳嗽有痰，微喘，咽痒不停地引起咳嗽，这是有风有痰，需赶紧从肺经泄出，不要再干扰气道。肺经所有穴位中，最好的泄肺的通路，应当是井穴少商，但是考虑到要留针温针，少商太浅，立不住针，当舍弃少商，寻他穴代替。自古有"泻井当泻荥"的说法，就是当决定要泻井穴的时候，可以用荥穴来代替井穴。而鱼际，就是肺经的荥穴。

3.阴经的荥穴属火，火克金，正好克掉肺（金）经上的邪气。泻鱼际，能缓和肺的气机逆乱，把气理顺。

综上所述，鱼际可以用来治疗肺系的急症，例如喘证发作。江西高玄根、上海冯建国常用鱼际穴来治疗支气管哮喘急性发作。

鱼际不仅可以治疗肺系的急症，亦可治疗腹部的急症。《灵枢》常以鱼际络诊胃中寒、胃中热，那么用鱼际来治胃之疾病，并无不可。而且艮卦也正好应了胃。

胃痛发作，可以针鱼际。但我理解，针对的不止是胃，整个大腹的急痛，鱼际都有缓解的作用，毕竟艮为止意。

2015年初，一友人在家中突发下腹剧痛，痛至冷汗淋漓无法说话，幸好她有一朋友在，由她朋友打电话给我，口诉友人当下的症状，说以前也发生过这种情况，由120送到急诊科治疗，具体何病并不清楚。人在外地，我也没有办法诊察，幸好友人跟我学过点针灸，我叫她刺鱼际穴。友人忍着剧痛，用1寸针给自己扎了鱼际，不到5分钟，疼痛慢慢缓解，本想叫"120"来，也没有再叫。事后，数年未再发作。具体何病，我也不得而知。

以上是我对鱼际的理解。

第二个穴尺泽，详解请看案1。

第三个穴，是足三里，这是众所周知的补气大穴。本案患者，已气弱至咳嗽无力。皮肤潮润凉汗渗出，是气虚不摄津，选足三里，正好补气。

这三个穴位组成的针方，有补有泻，令气机顺畅，最终扳回病势，令患者康复。

案 4   咳嗽 3 案

2015 年的夏天，在 1 周之内，我连续治疗了 3 例患者，都是咳嗽，其中两个住在一个家里。

第一例：高某，女，成年，文员。

她是因脖子疼来找我看病的。因在工作中，需要长时间对着电脑，所以颈椎总是犯病。当时，我在天柱、颈百劳上做温针灸，治疗过程中，患者说近来后背怕凉希望多扎几针。我一摸，身柱穴、肺俞穴那一片，皮肤温度果然比较低，于是就在肺俞旁的夹脊穴上也扎了两针，并在针柄处烧上艾条。当时也没有多想是什么问题，直觉就是寒者温之。第二天，她说咳嗽好了，已经咳嗽了半个月，在入睡和睡醒时咳嗽，自己吃啥药都没用，没想到只在背上扎两针就好了，十分开心。

第二例：女，成年，保姆。

这位患者是长期在我这里调理身体的老患者家的保姆。我不仅把这位老患者多年的鼻炎治好了，还顺便把她产后的体重减下来了，因此她对我十分信任，在我这里开了长期调理的针灸疗程。这一次，她家请的保姆病了，这位保姆是个不愿意吃药的人，咳了半个月。雇主不愿意保姆病倒了，没人帮看孩子，于是央求我给她家保姆扎针治疗试一下。我想起前两天的病例，便在保姆的定喘穴、肺俞夹脊穴上共扎了四针，在针柄上，全烧上艾条，没想到，竟然一次见效，起完针，就不咳嗽了。针灸之速效，令两人大感神奇。

第三例：是上面提及的那位老患者的母亲，退休。

这位老母亲，是反对中药治疗的人。难为她女儿，生拉硬拽地将她带到诊室。

老母亲咳嗽一个多月，吃西药不好，一直拖着，但是又不愿意看中医。她女儿见我给保姆这么快治愈，又萌生了让老母亲看中医的念头。老母亲架不住女儿的再三要求，便来找我，但是有要求，不喝中药，只扎针。她女儿和保姆均为我作证，说是扎针能治咳嗽，达成协议后，她跟着女儿来了。症状，就是咳嗽，咳白痰，咽痒。

我也是在定喘、肺俞夹脊，扎了四针，烧上艾条。

第二天咳嗽就减轻了一大半，见有效，不得不服，后来再扎了两次，治愈。

但是她仍然不信中药。

范医生按：三九脑科医院欧阳群教授认为：华佗夹脊穴的定位"在背部，当第 1 颈椎至第 4 骶椎棘突下两侧，后正中线旁开 0.5 寸，两侧 28 对，共 56 穴"。他认为，夹脊穴与背俞穴部位邻近，功效相似，可交替或替代使用。

2012 至 2014 年，我在深圳三九门诊部上班时，常阅读欧阳前辈的论文，在他的启发下，我以夹脊穴替代背俞穴，发现功效基本一样。

为什么要替代呢？

当你问起这句话的时候，我以一个谨慎的行医者来回答：既然功效相近，又为何不能替代呢？

扎背俞穴，出现风险的概率比较高，常有手法操作不当，或患者乱动，导致针刺入胸腔的意外发生。

而扎夹脊穴就不同了，以 0.5 寸同身寸为进针标准，深刺时基本是扎在椎板上，基本是安全可靠的，直刺不至于刺入胸腔、腹腔而损伤脏器。

所以，在功效相同，而安全性又大幅提高的情况下，两利相权，取其重者，为什么不选夹脊穴？

另外，我在临床做过6年推拿，在患者背上弹拨时，发现夹脊穴的得气感比背俞穴要强。

我自己因为长期写作和长时间坐诊，每当出现腰酸背痛时，我会请按摩技师推拿，着重体会了弹拨背俞穴及夹脊穴的感觉，肯定了夹脊穴的得气感更强。

平时，我也会自己用三角雀顶按夹脊穴用来做腰部保健，舒缓程度比膀胱经上的穴位更佳。

后来，我有意选取夹脊穴针刺，发现不仅得气快，且针感持续时间更长。

后来，我基本上就确立了以夹脊穴代替背俞穴的原则。

用背夹脊穴治疗咳嗽，是在2013年确立下来的处方。

应用上，大多患者自诉背冷或者医师用手触诊背部感受皮肤温度较低时，在夹脊穴行温针术，效果更佳。

若湿热重者，背部温针过程中，常易出现胸闷的情况，要及时尽快起针，令患者卧床休息。

定喘，经外穴位，正好在上文提到的夹脊穴上。

顾名思义，定喘的主要功效就是止咳平喘，通宣理肺，不仅可以治疗哮喘、支气管炎、支气管哮喘、百日咳；还可以治疗落枕、肩背痛。

肺俞夹脊，功效同肺俞穴。

在这个处方后，我又增加了一个穴位：督俞夹脊或心俞夹脊。

我是这么考虑的：

从体表投射的角度看，定喘——上肺；肺俞夹脊——中肺；心俞夹脊或督俞夹脊（随机选用）——下肺。

这一组穴位，扎上针得气后，再在针柄烧艾，不仅温肺散寒，还有温通肺气的作用，一方面使邪去，一方面气机通顺则正安。

艾灸，人们往往只关注到一个温的作用，却忽略了它还有一个"通"的作用，正因为艾有通的功能，所以可以加速邪气离开人体。

在我认识到这一点后，哪怕是遇上肺中痰已化热的患者，我仍会坚持在背夹脊穴温针，因为灸的通法，有火郁发之的作用，是能把湿气化开让热气透出去的。

但对于初学者，我不建议贸然在肺热的患者身上使用，因为，如果出现了相反作用，初学者还不会纠偏。

为什么热证我仍坚持用背夹脊穴温针法？这是在广东名医何炎燊前辈医案的启发下坚定的信念。何老在支气管哮喘（阴虚痰饮型）一案中，坚持采用瘢痕灸15天，其间兼服清痰热药而治愈。

可见若是阴虚型咳嗽也可以坚持温针疗法，但最好还是要配合服用反佐汤药。

我常在化热的情况下，坚持采用温针灸，而且没有配合中药，也未见明显的副作用。

我想了一下机理，大多是先受外邪，表寒不解，而内部郁而化热，虽然已化热，但表寒仍在，在背部温针，有散表寒的作用。表寒一散，内热没有束缚了，自然就消散而去。

案 5　哮喘咳嗽案

2019年的伏天，采用艾灸疗法治了一位4岁哮喘患儿。

灸前已经用中药调理了近一年。平素服中药控制，效果尚可，但遇风或汗后见风，仍反复发作。后经沟通，决定用麦粒灸，属直接灸，会发疱，取两组穴位交替灸。

一组：定喘穴、肺俞、肾俞；

二组：定喘、肺俞、膈俞、足三里。

隔 10 ~ 15 天，直接灸，每穴 1 ~ 3 壮。

操作方法：

1. 先用龙胆紫将穴位标定好。准备一个摄子。

2. 请家长及助手，三到四人，将孩子摁住（此点很重要，直接灸之痛，小儿惧怕会挣扎）；

3. 在选好的穴位上，涂上薄薄一层紫云膏（目的固定灸炷及减轻烫伤）；

4. 将搓好的米粒大的艾炷放置于穴位上；

5. 用点好的线香，或专门的艾炷点火机，将艾炷点燃；

6. 让艾炷自己燃烧，不用吹它，并且要时刻注意小孩反应，若是艾炷搓得过大，小孩会比较痛或难忍，这时可以用摄子将艾炷夹起弃之，再重新搓一炷点上。

以上是大体操作过程，具体要视现场情况灵活处置。

这个患儿当天灸完，次日就喘止。

此患儿经历了 4 次直接灸后，病情稳定。

约来年伏天，再行灸法。

我的观点是，只要入伏就可以行灸法（甚至不在伏天亦可，只要天气暖和），不必限定非在哪天灸。

只是冬天施灸，因要裸露肌肤容易着凉，倒是不太方便。

患儿母亲一直与我并肩作战。

此患儿，经灸后，头面均发疖肿，右上眼睑发一紫黑脓包（疑霰粒肿，见图 3），为此，我和患儿父亲起过小争执。

我说："只有你信任我，我才敢一往无前地去治疗。哮喘都不发作了，这你看不到，你就盯着那几个脓包。"

我说："这些不发掉，那痰就会一直在肺里作怪。"

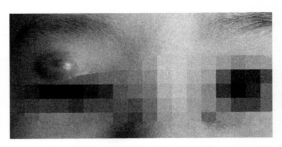

图3　灸后患儿右睑脓包

我又说："你不用管这个火疖子，他精神状态很好，肺的情况也很好，长几个火疖子，熟了自己会破，破了就好了。"

患儿父亲后来向我道歉。（行医难，若不是患儿母亲的信任，我决不会给小孩轻易施灸）

后来，果如我所言，疖肿均溃破而愈。

后来，连四弯风都减轻了——肺主皮毛。

最后强调一下：整个过程，是有用中药配合治疗的，中药可以纠偏，读者千万不要轻易模仿。

直接灸，是会起瘢痕的（图4），这一点，必须与患者沟通到位。

当然了，经过几年后，这个小瘢痕是会变得非常淡的。

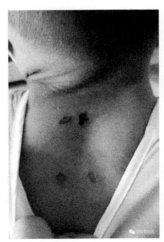

图4　直接灸留的瘢痕

入夏随访，答：去年灸后发作过两次，一次是 2019 年 10 月，一次为 2020 年 1 月，症状很轻，自服几剂药就缓解了，相约夏至后再灸一至两次，应可断根。又于截稿前随访，并未每年坚持灸，仍偶有发作，但频率一年比一年低，嘱今年再麦粒灸一次。

案 6　小儿外感咳嗽案

曹某，女，1 岁，2018 年 2 月 28 日初诊。

主诉：咳嗽 3 天。

已咳嗽 3 天，无论中、西药，喂之皆吐，家长急忙抱来就诊。

在治疗咳嗽的经验中，尤其小儿，我多是以药取效。

无法吃药的情况下，有一个简单的法子：

就是点刺肺经五输穴，按左升右降的次序扎针。

这个法子，基本上是套方，无论寒热虚实，皆可使用，但用之外感初起的咳嗽，效果更佳。

当下，我便取了 1 寸毫针，按以下顺序点刺：

1. 先扎左手的少商、鱼际、太渊、经渠、尺泽；

2. 点刺大椎——手三阳汇聚的地方，正气很足，可以调用祛邪；

3. 最后扎右手尺泽、经渠、太渊、鱼际、少商。

左、中、右，共点刺 11 个穴。

3 天后，随访，其母诉：咳嗽一天轻于一天，3 天后即不再咳嗽。

范医生按：左升右降，是中医里关于气的运行规律的总结，至于什么道理，我并没有去深究，先用上再说，让效果来趋使我慢慢找答案。临床上，很多时候，我是不遵循这个原理去做的，绝大多数患者，都能取得一定效果。这个治咳的经验，我是从别处学来，所以，并没有随意去改动这个扎针的顺序。

曾经我怀疑过这个原理，有必要这么讲究吗？后来在一次治疗爱人胃胀时，因未遵循这个原理，导致胃胀加重，让我又不能全盘去否定这个原理。

案 7 同病异治咳嗽案

2019 年 3 月 17 日，我接诊了一对夫妻，从美国回香港探亲，顺道过深圳玩，到门诊的时候，双双以咳嗽 1 周为主诉，是感冒互相传染。

女士，咳浓黄痰，素易疲劳，思睡，时耳闭，头痛，舌红苔薄腻，脉软。

选穴：尺泽、太渊、足三里。

处方：瓜蒌枳实汤。

这里的症状要分两层看：首先是急症，咳浓黄痰，肺中有痰热。

其次在感冒之前，平素就很容易累，睡醒了仍没有精神，白天总犯困，有时耳朵堵着了一样，常头晕头痛，这一系列，其实是虚证，疲劳乏力，白天思睡，气血不能上荣于头，不仅困，还头痛，不荣则痛，且耳窍失养。

舌红苔薄腻，这是痰热在肺，但脉是软的，身体底子并不是很强壮。

综上，针灸选穴扶正祛邪，偏于扶正。尺泽泻肺中痰热；太渊补肺；足三里补气。

瓜蒌枳实汤排痰力度比较强，非常适合本案。

男士，咳黄绿痰，且有咽痒，舌红苔腻，脉滑数。

选穴：鱼际、尺泽、内庭。

处方：千金苇茎汤合杏仁汤加柴胡、法半夏、焦三仙。

男士明显偏实证，痰黄绿，脉相滑数有力，是痰热实证，舌苔比他夫人明显要厚腻，湿邪亦重。

所以选穴以泄热为主：尺泽泻肺；鱼际清肺；内庭清胃。以上

范医生的针言灸语
——针灸临证思维实战解析

三个穴可以达到很理想的清热化痰的作用。选用的方剂较女士的清热化湿作用更强，消积清热化痰。

隔日他们又来针灸了一次，复诊时均反馈，经针灸后，药还没有喝上，咳嗽已经明显缓解。

经过两次针灸，再加服药，1周后两人痊愈。

以上两案，夫妻两个人同时患病，主诉相同，治法却不同。

这就是中医所讲的同病异治。

一人的证偏虚；一人的证偏实，故选穴的侧重点不同：虚咳，尺泽、太渊；实咳，尺泽、鱼际。

虚重，可加足三里、太溪；实重，可加内庭、少商、商阳。

案8　小儿急性咳嗽案

有一位小朋友我对她印象很深，我诊室里所有小伙伴都对她印象很深，2019年初来看病的时候，才1岁多一点儿，那么小的小不点，却已经动过唇腭裂修补术了，还要分好几次手术，大家听了都心疼不已。

而且她还是早产儿，体质本就弱，经常咳喘。因为口腔结构的问题，还时常容易呛奶。

平时进食后，常能听到她咽喉间有呼噜呼噜的痰音。

对于食积型的咳嗽，我常用万氏的家传养脾消积方加减治疗，效果很好。那两个月，我就是用此方给她调理的。

2019年3月15日，她的家长突然跑到门诊来想加号，一脸愁容，着急，惊慌，还有期盼，我一看是老患者，就给加了。

轮到看时，她妈妈说："我女儿在住着院，我是偷偷把她抱出来的，能不能给看一下？"

"你都已经挂上号了，难道我还能不给看吗？"

"什么病？"

"肺炎、右上肺不张。"

肺不张，指一个或多个肺段或肺叶的容量或含气量减少。由于肺泡内气体吸收，肺不张通常伴有受累区域的透光度降低，邻近结构（支气管、肺血管、肺间质）向不张区域聚集，有时可见肺泡腔实变，其他肺组织代偿性气肿。肺不张可分为先天性或后天获得性两种。先天性肺不张是指婴儿出生时肺泡内无气体充盈，临床上有严重的呼吸困难与发绀，患儿多在出生后死于严重的缺氧。

这个小朋友是因为外源性（液体）压迫气管，就是喝奶的时候，呛到气管里去了。然后引起了严重的咳喘。

抱来的时候，我隔着一段距离就听到了呼噜声。

医院的医生建议的处理方法好像是在支气管镜下灌洗（家长在14日都要签知情同意书了）。

但家长太害怕了，那么小的一个人儿，体质那么虚弱，再洗肺，还受得了吗？

病急乱投医，因此找到我（虽然我以前给小朋友看得疗效还好，但是这次这么严重，她找我估计也是没有办法中的办法了）。

而我，确实没有什么好方法。

我只能见痰先化痰，之前小朋友在我这看了两个月，我知道她底子偏虚寒。所以，先上艾灸，温和，不痛，不抵触，毕竟才1岁2个月大。

我让同事给她艾条悬灸定喘与肺俞，每穴10～20分钟。

然后再处一方：炒白术30克，枳壳10克，苍术10克，厚朴10克，陈皮10克，法半夏6克，浙贝母10克，瓜蒌皮15克，黄芪10克，党参10克，茯苓10克，沉香5克，肉苁蓉10克，当归

10克，甜叶菊3克，防风3克。3剂，水煎服，每日1剂。

对于1岁2个月的娃来说，这个剂量比较大，但是我让她喝的并不多，这个药量煎出来，比较浓，喝二三十毫升就行了。

方子是家传养脾消积方加减，去了消食药，用法半夏、浙贝母、瓜蒌皮化痰（反正灌洗也是为了把痰弄掉），参、芪补气，沉香、肉苁蓉纳气归肾。大抵这样的思路。

家长偷偷喂了两天药，孩子竟然不咳了，所以她强烈要求医生再拍一次X线片复查，看是不是还有肺不张，以便确定要不要灌洗。

检查结果发现肺已经复张了。

管床医生一直在说：不可思议，不可思议。

这位医生，到现在也不知道住院中间，家长偷偷抱孩子出来看了中医。

而我也不认为，这全是中医的功劳，起码在医院里，各种支持孩子生命体征的设备都很齐全，是有保障的。

我也算胆大妄为一次了。

其实很多病，倒是真的可以让中医介入一下，听说在法国，针灸镇痛已经应用到妇科了，不知道我国今后会如何发展。

总之，这个病例，就是那么不经意间的一灸，就加速了孩子的恢复，结果令我很欣慰。

学的东西，对社会有用，是我最开心的事。

分享出来，希望哪一天，能帮助到又一位有缘人。

关于背部温灸治咳嗽的经历还有不少。

下面我再分享一个方法：鸡蛋煮熟后剥壳，用手绢或汗巾包住，用熨的方式，在大椎、身柱、大杼、风门、肺俞之间来回滚动，鸡蛋凉了，再热一下或再换一个，滚个十来分钟就可以了。

对于寒性咳嗽，滚热鸡蛋的效果十分惊人。

在 3 月底换季时，气温忽高忽低，女儿放学后我带她在公园玩，风大，避无可避，汗出见风，当天她就出现了鼻塞，但她不肯喝药。孩子要每天上学，放学又玩耍，喝药确实不便。

我也经常忘了给她弄药吃。

加之幼儿园的饮食，难以忌口，对于风寒外感的孩子，水果仍是每天吃。

她的症状拖延了大半个月，又遇上降温起风，终于发展到咳嗽，尤其在入睡之前与清醒之后，因痰液在气管滑动会引起咳嗽，咳白痰，是阵发性的咳嗽，不太影响白天上课。

临床上这种情况我常要求患者忌水果、牛奶，但是女儿在幼儿园每日照吃不误，所以，咳嗽又拖延了一个多星期。有天晚上，她在家里玩的时候，摔了跤，脑袋磕地板上了，疼得直哭。

撞伤用滚鸡蛋的方法，是可以比较快速消肿的。这个是我小时候看港片，里面经常有跌打佬（民间伤科医生）给人治伤，就用滚鸡蛋的方法，我从那里面学的。

我给她熨脑袋的时候，突然想起，她晚上入睡前总是要咳个十来分钟，于是我就顺便在她背上滚了几分钟，很随意的，没想过有什么作用。

第二天起床后，冲了点健脾化痰类的颗粒剂给她喝了，然后在送她上学的路上，我突然反应过来，昨晚入睡她没有咳了，早上醒来也没有咳了。

难道是自己好了？

不可能了，我就这么随意地在背上滚了几分钟热鸡蛋，咳嗽就见好？

下午接她放学后，又去公园和同学玩，又是吃零食又是吹风，回家时，又咳了几声，怕她晚上再接着咳，于是回家我就赶紧给她又滚鸡蛋，这次滚得很细致，时间也延长了。入睡前，她真的没有再咳了，早上醒来也没有再咳。

这时我才确认，是滚鸡蛋的疗效。

本身像身柱、风门、肺俞、大椎这些穴就可以解表散寒，用温热的熟鸡蛋熨烫背部的穴位，有温肺散寒的作用，邪一散，咳自止。

用热盐袋和发热贴或吹风筒温背部，也可以达到相同的效果。

居家环境，很多人不愿意使用艾条，烟味太大，操作相对麻烦一点，不如用鸡蛋便捷无污染。

案 9　痰热咳嗽案

2021 年初看了一位小学生，家长说是闭塞性细支气管炎，起因是 2019 年 2 月因腺病毒感染于某医院住院治疗，经 ICU 积极治疗 2 个月转普通病房，半个月后出院。

听到腺病毒的时候我心里就"咯噔"一下。

这个病名我太熟悉了，当年读蒲辅周老的书，里面就有不少这种医案。

你知道吗？年少时读书有这样一种错觉，就是书上说这样治那样治有效，那么到读者我的手中的时候，我以为如果自己来治好像也可以手到擒来。

这就是"读方三年，便谓天下无病不治"，意思就是读了几本医书，以为天下的病治起来都是轻而易举的，却不过是纸上谈兵。

真正实际运用，肺炎跟感冒还不能一样。

肺炎发热，体温很快就窜到顶，患者烧了一两个星期你怎么办？

麻黄汤？桂枝汤？银翘散？桑菊饮？

咳嗽也不一样，患者咳啊咳的，直接憋得喘不过气，喘啊喘得缺氧，人都紫绀了。

症状瞬息万变，没一会儿，直接惊厥抽风起来，你怎么办？

心衰了怎么办？

呕吐了腹泻了，又该怎么办？

肺里都是痰，一口痰要是上不来，堵死了怎么办？

走马看伤寒，回头看痘疹。

这种热证，一会儿一个变化，看书记的那几个方子，能镇得住场面？

没几下就该麻爪了。

面对重症，没有大量的知识储备，没有丰富的临床经验，没有冷静的应对能力，可能真下不来台。

接诊的时候，我说了句轻巧话，我说腺病毒中医可以治（这句话没有问题，问题是我说得很轻松，尽管我还没有治过这个肺炎）。说完我就后悔了。

> 腺病毒重度肺炎的死亡率在 14% ～ 60%，婴幼儿腺病毒肺炎可能发病率要高，在 2 岁以内可能会出现病死率，2 岁以上几乎没有死亡病例，但是会有后遗症，所以完全治愈率不是特别高。后遗症的发生率在 14% ～ 60%，有部分影响因素。

我觉得我得回家再翻翻蒲老的案子，蒲老治的都是一岁半以下的重症。一共 120 例，死了 9 例，病死率是 7.5%。

但是你要看到，蒲老治的基本上是危重症，不是严重憋喘，就是昏迷抽风，要么就是合并了麻疹。麻爪不？

这种情况还是救回了 111 例，不得不说，蒲老回天有术。

回头再说我接诊的这位患者，当时住院上过人工肺了，出院时有部分的肺纤维化，肺功能是很差的，不能剧烈活动，出院后吸了半年的氧。

患者来找我的时候，是再次腺病毒感染出院 1 个月，有咳嗽，肺有痰音，有盗汗，动则气喘。

因为肺有纤维化，这个一开始干扰了我的中医思路，以化痰为第一要务，用了瓜蒌枳实汤，虚咳又加了五指毛桃、牛大力。

复诊时，家长反馈效果不明显，改弦更张，我就用培土生金之法，以六君子汤为核心，加少量化痰止咳药，又再添纳气平喘补肾药，大病之后元气亏损，以先、后天并补为主。

第三诊，家长说：原有症状没有大的变化，但有一个情况，就是中间感冒了，以前感冒要3周才能好，这次1周就恢复了，精神还可以。

那么这样一来，基本上大方向就确定了，可以慢慢治，守着思路。

接下来会碰到因天气变化、学习压力、家庭气氛、同学师生关系、饮食作息等因素的影响而发生病情的波动，但是不要紧，我可以把方子加减变化，一点一点慢慢地把病根给除了。

尽量早日恢复到可以不用吸氧的日子；

恢复到可以玩耍打球的日子；

恢复到可以嘻嘻哈哈的日子。

只是接下来的日子，是很枯燥的复诊，短时间内很难见到什么明显的变化，不会有特别大的惊喜，不会有特别大的成就感。

范医生按：肺炎，在中医里没有确切应对的病名，有归到风温里；有归到感冒里；有归到咳嗽里；有归到喘证里，都有交叉。

那我们稍微梳理一下肺炎的主要症状：

高热，基本都在39℃、40℃，一直不退，极少数正气虚的老年人可以没有发热或仅仅是低热，当然了，像新冠那种就另说了；

咳嗽，上呼吸道感染也会咳嗽；

憋喘，这个是很关键的，是证眼，大喘气，鼻翼扇动，唇紫，指甲紫，缺氧了；

痰（痰重）。

这几个要点综合起来得到一个证型叫痰热喘嗽。

面对这种患者，我常用麻杏石甘汤打底加味的方子（可以参考下面附文），急性支气管炎如果症状差不多的话，可以用同样的处方。

但一定要在医生的指导下应用。

可是在家遇到这种情况，半夜又不方便上医院怎么办？

有个中成药其实真的很好用，叫小儿肺热咳喘颗粒。

这个药我在亲友间用过很多回了，只要是痰热喘嗽，对证的，效果非常快，快到你以为只是个普通感冒而已。若是有食积可以搭配保和丸；湿蕴中焦搭配午时茶颗粒；口干苦搭配小柴胡颗粒，随证应变。

在没有药的情况下，我在想还有没有别的办法呢？

就是针可以操作，按我的思路，肺炎病灶是在肺，扎肺经穴是最好的。

我曾经发过一个视频，就是在少商放血，用测血糖的采血笔，在指头上扎。

我个人觉得是可以的。

我还查阅了多本针灸医案书，发现很少有肺炎用针灸的医案，可见针灸在肺炎这一块，针灸师们基本没有发挥的机会，肺炎哪轮得到用针灸呢？

即使有那么几例，也都是慢性的支气管炎，跟本文中说到的痰热喘嗽还是有区别，最后，终于让我看到一个思路相近的案子，就是广州中医药大学早期针灸界的前辈：司徒铃教授。

司徒老是我非常敬仰的针灸大家，可惜去世很早，我没有机会一睹风采，学校的很多学弟、学妹估计都没有听过他，但他的学术水平与经验实操，都是顶级的。下面是司徒铃老的一个医案。

范医生的针言灸语
——针灸临证思维实战解析

支气管炎病案

病例黄某，男，2岁，1964年2月28日初诊。患儿高热，体温39℃，咳喘，呼吸急促，面微赤，舌质红，苔薄黄，指纹紫，脉滑数。听诊：两肺野可闻湿性啰音。

辨证：肺热喘咳（支气管肺炎）。

治则：宣肺、泄热、平喘。

取穴：少商（双）、商阳（双）、合谷（双）。

治疗经过：先针刺双侧少商、商阳出血，后用泻法刺合谷穴，经过1小时，患儿身热已退，气喘已平，能下地行走玩耍，诸症基本消失，脉转平缓。

一周后随访，未见复发，亦未使用过任何药物治疗。

原按：肺热喘咳是肺所生病之一，病位在脏，表现为邪盛证实，治则应用泻法刺之，但非属不盛不虚以经取之的范畴，所以运用循经远道配穴法，选取本经井穴少商，配以相表里经的商阳（井穴）、合谷（原穴），以宣肺泄热平喘。由于病属新发，无合并病症，能及时使用针刺治疗，故能获得相当于如食顷已的显著效果。

案中选穴：少商、商阳、合谷。

商阳、合谷是阳明经的，阳明经可以泻太阴经的热，这是表里经治法。

在这之前我也是这个思路——从经络论治。

这种跟前辈产生共鸣的时候，特别开心。

本案虽然是治疗支气管炎，但治肺炎可以是同一思路。

以上就是稍微讲讲肺炎的一些看法，其实也不是讲肺炎，肺炎在中医来看有很多证型，有急有慢，有虚有实。

大家不要跟我抬杠，我今天讲的主要是**痰热喘嗽**。

如果是绿痰浓痰，用千金苇茎汤能帮助稀释痰液排出去。

下面再分享一个我的医案，是由患者家属写的。

记孩子第一次高烧

作者/七禾页，记于 2018 年 3 月 14 日

孩子（14月龄）高烧前一周我还在和朋友夸口，我家娃还没发过高烧耶。说完当时我就有点后悔，果然，春节从海南回来的第二天，他就烧起来了。

第一天上午，孩子的体温就有点偏高，低烧37.2。作为一个佛系中医爱好者母亲，我想正常，去三亚来回旅途折腾，加上在外面难免吃乱了点东西，疲劳加积食，身体有点小抗议正常。本着积食的判断，我给他用水化了六颗保和丸吞了，吃了点米粥，外加按摩肚子，小宝宝中午排了大便，人昏昏沉沉的要睡觉。我心想好咧，睡眠是最好的修复，睡吧睡吧，我就陪着他一起睡下了。

按理来说，如果是积食发烧，大便出，烧就应该减弱了。到下午三点的时候，我一摸小宝额头，还是烫烫的，37.6。我又开始想，是不是这两天海南待得水土不服，海滩上玩水玩沙浪得有点过头，受风受湿着凉了，我忙叫孩子爸爸帮我用棉花团沾了藿香正气水，贴在了孩子的肚脐上。到此，佛系妈妈如我还是很淡定，继续安抚孩子睡觉，并随时监测孩子的体温。

等到下午五点的时候，我发现孩子的烧温度越来越高，39℃，而且这个时候，孩子有点烦躁，喂水也不喝。我心想，我这半吊子中医爱好者水平还是不行啊，还是走个捷径死皮赖脸地去求范医生看看吧，有他看了我比较安心。

小娃可能是因为被带出门，一路觉得新鲜，精神恢复了不少，见到范医生的时候，他居然温度下来了一点，并且一副很活泼状态。范医生一看，说，没事，精神还行，喉咙不红，脚底不凉就没湿，估计就是着凉了，别担心，照着他开的治风寒的小柴胡汤加味的方

范医生的针言灸语
——针灸临证思维实战解析

子，我们很快买药给娃儿灌下去了，晚饭依旧很清淡，白米粥，还留了些大米油以备孩子晚上饿。此时大概是晚上六点半。

又过了两小时，此时是晚上八点，我抱着孩子，感受到他的呼吸越来越急促，并且明显听到喉咙里呼噜呼噜的痰音。这是恶化了的表现。耳温一测，嚯，40.2，厉害了，儿子，有点吓人哦。

直觉告诉我，我得赶紧告诉范医生，他的药灌下去孩子没有发汗，不愿意喝水，意识变得更迷糊了，我们可能走在了错误的方向。

把孩子的情况给范医生汇报以后，他给了我第二个方子：

麻杏石甘汤加味（麻黄6克，生石膏15克，苦杏仁6克，甘草3克，鱼腥草15克，蒲公英15克，牛蒡子6克。1剂，不拘次数喂）。

我们立刻到楼下药店买了药，拿上来也没泡，直接煮开滚了5分钟，一刻也没耽误给孩子灌下去了。范医生说，是支气管炎，寒包火，外有风寒内有痰热，这个方子应该管得住。当妈的直觉，这次的方子应该是差不多的。好，药灌下去了，应该没事了。接下来，孩子，妈妈我陪你打这场仗。

老公去抓麻杏石甘汤的时候，还买回来小孩用的美林和退热贴，问我说，烧这么高，是不是先退烧？我的内心也是纠结的，一方面，烧这么高我也是第一次经历，我当然也是慌的；另一方面，作为范医生小儿发烧课的优秀学员，平时有储备小儿发烧常识的我，觉得这一切仍然在意料之中。我坚信，对症了，烧就会下去，而第二付药，我的直觉告诉我，是对症的。我们现在能做的就是不给孩子添乱，等待孩子的免疫系统打赢这场恶战。我给老公沟通了我的想法和简单的中医常识，他对我的做法也表示了认同和支持，他赞同药效发挥作用需要时间，同意陪我一起等到十一点。

十点，40.2℃，我有点慌了，不是对症嘛，不是应该出汗嘛，怎么体温还这么高，仍然一点也没有改善呢？我继续骚扰范医生，他

咳嗽案

告诉我耳尖和少商放血。不啰嗦，马上实施。老公抱着孩子，狠心的妈妈我干净利落的给四个点放了血，此时，可怜的孩子连针扎的疼都懒得去抗议了，稍微哼了哼又继续睡了。会退的，这场恶战需要时间，我心想。

十一点，孩子没有退烧，但是喉咙的呼噜呼噜声感觉好了一点。我和老公商量，咱们不用退烧贴和美林，可否，毕竟孩子已经打到这个程度了，我们没必要这个时候主动让他城门大开，让病邪长驱直入直到肺部。可能是孩子症状的缓解，可能是孩子爸对我的极度信任，他同意了。

继续熬着吧，今晚注定无眠。

病中的孩子，对我非常依恋，紧紧抓住我的衣领，两次试图把他放小床都没有成功。没事，妈妈就抱着你吧，我斜靠在床头，抱着软绵绵趴在我身上的小东西，大概迷迷糊糊睡了一个小时。

一点半后孩子哼哼，我醒来，测了体温，没降，我和老公赶紧又给孩子灌了一次药。此刻，我真的害怕了，两点，40.2℃；两点五分40℃；两点十分40.1℃；两点十五39.8℃；两点二十40.1℃。带着焦虑的心情，我保持着这么焦虑地测耳温频率。

直到三点半，我推醒身边浅睡的老公，告诉他，我害怕了。这一个多小时，我过得比一年还要长，除了内心默念经文祈祷，我什么也干不了，下一道防线就是肺，万一耽误了他的病情怎么办，万一我的判断错了怎么办？这大半夜的我谁也找不到，我能做点什么，我可以怎么办。给力的老公说，我们最坏的打算就是肺炎，仍然有办法对不对，我们再给孩子一点时间，给药一点时间。黑暗中，我们相对无言。孩子甚至开始有非常短暂的抽动，我知道这是高烧的正常反应，是津液耗损的表现，我赶紧给他灌了一点米汤，继续等待。

奇迹出现了，四点，孩子出了一身汗，体温变成了39.5℃，慢慢到 39.2℃，38.7℃，最后稳定在了 38℃左右。听上去，呼噜呼噜的声音变小了，急促呼吸的频率也减弱了。我知道，药起作用了，给他换上干燥的汗巾，再给他喝了一点米汤，我抱着他终于能安心地睡一会儿了。

第二天，等我醒来的时候，我看到范医生早上六点十分给我留言，他给我开了第三个方子——发烧课里我印象最深的老范吐血推荐好方：柴胡杏仁汤。我万分开心地给他留言，柴胡杏仁汤不需要啦，哈哈，我们退烧了。

虽然退烧了，我知道这场仗还没完。小娃精神仍然不好，喉咙有痰，红，体温正常，大便通畅，但是眼睑长出了小小的黄点，不愿意喝水，一派热象。范医生给了我第四个方子，苇茎汤加味（芦根 10 克，冬瓜子 10 克，桃仁 5 克，薏苡仁 10 克，杏仁 6 克，茯苓 10 克，甘草 3 克，2 剂）。

喝完汤药的小娃娃精神仍然不是很好，继续昏睡了一个白天。当天晚上，孩子可能是受到喉咙里有痰的困扰，睡眠不太好，频繁夜醒，需要我抱着他睡才能稍微安稳一点。并且我能观察他明显的吞咽动作，体温也是比平时偏凉的。我猜热慢慢退下去了，我们终于进入了正气慢慢恢复的阶段。虽然孩子仍然要抱着睡，但是我感觉到无比幸福，我知道孩子已经在恢复健康的路上了，我只需要耐心等待即可。

第三天的上午，孩子已经开始活蹦乱跳了，我在没有主动汇报病情的情况下，范医生扔给了我最后一个方，健脾化湿收尾，深藏功与名。

（六君子变方：太子参 6 克，茯苓 6 克，白扁豆 6 克，法半夏 3 克，浙贝母 3 克，陈皮 3 克，神曲 6 克，山楂 6 克，麦芽 6 克，甘草 3 克，3 剂）

厉害了，我的范医生，你怎么知道我们基本上已经到了收尾阶段了，你怎么知道这个时候可以收尾了，真是自信得有理有据，帅呆了啊。

回想这次小孩发烧，虽然一开始有走错路，但是从第二个方子开始，干净利落顺势而为，虽然方子剂量很轻，但是用在了关键处，时机恰到好处，四两拨千斤，用最少的损耗解决了大问题，全程经历的我感觉像欣赏了一组漂亮又精妙的组合拳，真是一次宝贵的经历。

最后，我想和广大的妈妈们分享一下我的感受：

第一，平时要储备基本的医学常识，遇到问题为孩子做最优的选择；

第二，专业的事要交给专业的人来做，用药一定要经过辨证治疗而不是去道听途说随意用方；

第三，永远保持冷静，妈妈安定，孩子就一定会好。

祝天下的孩子都健康，祝天下的妈妈的幸福。

上文中一开始，患者症状以风寒表证为主，肺热没有明显表现出来（是隐藏的），没有咳嗽，没有痰鸣音，用小柴胡稍加苏叶等，稍和解少阳又解表，若是没有内热的基础，此方下去，应该是药到病除，但他的肺热隐藏得很好，也可能跟之前用药有关，并不突显，药用下去，辛温助热，马上就发起来，这叫什么？受本难知，因发知受。他身体有热邪，本来是看不到，这会儿发作出来了，我就能分辨了。

文中的证眼：一就是高热40℃左右；二就是喘、憋气；三就是痰音辘辘；四可以发展为抽风。

用的第一个方案：麻杏石甘汤加味，中成药的话，小儿肺热咳喘颗粒可以用，鱼腥草片也可以用；

第二个方案：肺经放血，扎少商，也可以另加扎耳尖；

第三个方案：热退后痰多，用的就是千金苇茎汤加味；

范医生的针言灸语
——针灸临证思维实战解析

第四个方案：痰清后，正气需要恢复，用六君子汤变方善后。

还有就是一旦前面三个症状再叠加一个抽风，出现高热惊厥的话，可以用小儿肺热咳嗽颗加上羚羊角粉内服治疗，记住这个惊厥是肺热引起的惊厥，要叠加用药，若是其他原因的惊厥，还要再另外辨证用药。

用尺泽、阴陵泉的经验

案 1 　湿瘟案

我有个朋友，在 2014 年的一次学术交流会上认识的，也是中医大夫，后来她跟老公一起去了美国加州，在那边生了一对儿女。

平时我们都在微信交流经验。

2021 年 12 月 11 日周六（中国的周六，因为有 16 小时时差，可能记录上会让人有点混乱），她告诉我，她们一家四口，都中招了。（以下楷体字为她发来的信息）

我们全家中新冠了，女儿学校发现的病例，然后女儿周一（2021 年 12 月 6 日）测的阳性，我周二测出阳性（图 5），然后今天（周五，美国的周五）儿子和老公测出的阳性。

我赶紧问：有咳嗽吗？

不明显。孩子们都没有症状，生龙活虎。我昨天最惨，乏力气短，特别怕冷。中午有一点点低烧，但不明显，早上和下

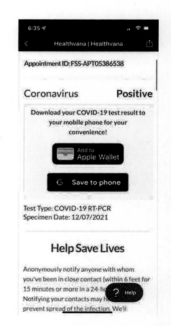

图 5

午都好很多。但也只有两天这样。

我问：甘露消毒丹准备好了吗？藿香正气散有吗？

都有，我先用了人参败毒散。昨晚出了点汗，今天感觉力气恢复了些，但还是流鼻涕。流鼻涕很严重，就像重感冒一样。舌头都不腻。脉特别浮。我跟老公都觉得头痛很紧。感觉不像新冠最初的典型症状。今天我偶尔有一两声咳嗽，但感觉像是喉咙痒。发烧都不明显，怕冷挺厉害，加上这两天洛杉矶降温，尤其怕冷。这个怕冷不发烧、头痛头紧的症状还挺新鲜的。哦，对了，最关键的是，我昨天开始失去味觉。还有，孩子们舌尖红。

我当时是知道她家里有囤一点中药，但想要像在国内这样加减用药，并且是及时用药，方随证转，几乎是不可能的。于是我的建议，是用针。

是的，现在不能出门，但实在要变方也能找人帮忙，可离我们最近的药店抓药的都不是药师，要去华人区，我到时候打电话问问能不能寄送药。目前我就是用的人参败毒原方，还是三年前抓好的方子。家里还有藿朴夏苓汤。甘露消毒丹我要再确认一下。

我又问了一下，口干不干，以确定燥邪重不重。

口干一直有，但不喝水似乎也可以，口渴不欲饮。

这还是湿，化热不重，先不用甘露消毒丹。

嗯，好的，那人参败毒散用完了就改用藿朴夏苓汤。

另外我建议的主穴是尺泽、阴陵泉、足三里，辅穴是支正、太溪。

到这里，我先分析一下她的症状：

初始两天，仅中午时段轻微低热，偶咳嗽，头紧痛，怕冷，以乏力为主要表现，逐渐失去嗅觉与味觉，流涕严重。

远隔重洋，收集不到更多的要素，以我们这两年在媒体传出来的消息作为参考，还是以湿邪为重。

《素问·六微旨大论》说："**太阴之上，湿气治之。**"凡与湿气相关，要治湿，一是定位在太阴，二是可以从太阴经反向治湿。我们先看湿。低烧，且仅在中午，为什么？这个热是从哪来的？

这个低烧，是因为湿郁。湿本就不热，加州12月10日气温为 $-2.1 \sim 11.3\,℃$，所以她发不起烧，但是湿邪是重着，阻滞气机流畅，所以会郁，中午的时候气温最高，所以在中午发烧，到了下午天凉了，低烧就退了。她喝了几天人参败毒散，湿邪散了一点，郁热就透发一些，低烧就退了。湿邪重着，会让人有负重千斤的感觉，而乏力就是重的一个表现，仍然为湿的指征。湿为阴邪，也会耗气。头痛，这个头痛是以紧为表现，紧就是裹住的感觉——**因于湿，首如裹**，仍然是湿。湿为阴邪，会让人产生冷的感觉，所以怕冷。手太阴肺开窍于鼻，当肺经被湿邪充满的时候，经气是无法顺畅的，那也就无法发挥功能，即嗅觉失灵。而流涕，是湿在鼻窍的表现之一。

脾开窍于口，又 **"脾胃者，仓廪之官，五味出焉"**（《素问·灵兰秘典论》）。当脾经被湿邪充满的时候，经气是无法顺畅的，那也就无法发挥功能，即味觉失灵。因此我认为她的病，以湿邪为主，无论用药还是用针，都以化湿为主。

她之前做过一些中药胶囊，八珍汤、生脉散、止嗽散、小柴胡汤、桑菊饮，抓好的方子里还有补中益气汤、三仁汤、达原饮。我让她看看家里存的任何化湿药，都可以选用。但主要问题是缺药，不可能灵活加减。我考虑她的方子中，寒热比例我一时半会是摸不清楚，不能及时调整，用起来，不是怕过燥就怕过寒，所以选择针灸，可是她家里也没有艾，做不成灸，就只能纯针。综上，我认为应以太阴经穴位为主，选手太阴经合穴尺泽，选足太阴经合穴阴陵泉，两穴同调，以化湿邪。辅穴足三里，不，这里应该说，也算主穴，足三里在唐代就被认为是对抗瘴气的一个重要穴位，如果要来岭南，一定要在足三里上做瘢痕灸，灸出灸疮，一直渗水，湿湿的，这才算有了一层保障。

《千金要方》云："若要安，三里常不干。"就是一直保持着足三里有灸疮，相当于打了疫苗。

瘴气的主要机制，是湿之郁积。与她的这次病机完全相吻合。

为什么这个病传染性这么强？就是因为这个湿邪太黏腻，像牛皮糖，很容易沾身上。起初，我以为传染性强的东西，应该是像风，因为风善行。后来一想，不太对，她这个，应该是湿，因为湿会黏人，你只要经过传染源身边，就会被黏上。

不知道你们见过一种叫"黏人草"的植物吗？学名叫鬼针草，它瘦长的种子上长有倒刺毛，人只要从它身边经过，衣服、裤子就会粘满了这种"黏人草"的种子，将它带离原地，然后到别的地方生根发芽，这是不是跟新型冠状病毒很像？长满刺突蛋白，就像鬼针草种子的倒刺毛，很会黏人。

而足三里可以治瘴气，也就可以治湿气。但是她家里没有艾条，灸不了，我就让她扎针。本身足三里也是补气要穴，她肯定有气虚的情况，身为一个宝妈，带两个孩子，情况与我们家很像，但凡亲自带娃的父母，几乎没有不累的，没有不气虚的。辅穴太溪，为足少阴肾经原穴，一方面肾主水，可以加速身上的废水排出，一方面原气又可以补足身上的正气。辅穴支正，这个穴位，可以治疗扁平疣，而疣是一种皮肤上的病毒感染，这个穴位，有特别的抗病毒作用。那么问题来了，为什么单纯的针，没有药物的针，能抗病毒？这个应该是跟加强人体的免疫力有关。总之，我是相信，针刺能治疗感染性疾病，且是坚信。

2017 年 4 月，我去张缙张老师家拜访，老人家说起他在 20 世纪 50 年代初期，针刺曲池、大椎、陶道、合谷四穴，治过疟疾。疟疾是疟原虫感染，干针是没有药物的，没有抗疟原虫成分的，为什

用尺泽、阴陵泉的经验

么扎了就能好？古籍就是这么记载的，《灵枢经》还有专门的"刺疟篇"，是可以抗感染的。所以我也坚持支正有抗病毒的作用。

我的本意是用温针，即扎上针后，在针柄上烧艾条，可以加强温通的作用，有利于湿邪外排，但是她家里没有艾条，只能扎干针。

最后嘱咐，一定要久留针，最好是一两个小时，能24小时更佳，但是不可能，因为要照顾孩子、要做饭，所以我选择久留针。为什么会选用久留针呢？

因为要持续激发经气，让人体自己的经气，不停地慢慢地涌动，自动去祛邪，因为邪太盛，针刺时间过短的话，疗程会拉长，而且静留针，催发的经气是少量的，不伤正气，正邪交锋时也不会过于激烈，从而造成杀敌一千自损八百。

这个方法叫留针静止术，是华西医科大学黄圣源教授所创，具体操作是：轻轻地缓缓地进针，得气后，留针30分钟以上，根据病情甚至可以留针48小时。

这个方式跟穴位埋线有异曲同工之处，都是相当于久留针。以上就是我当时选穴的思路。

第二日反馈：

我昨晚睡得比较晚。今天扎完感觉还是不错的，怕冷明显好些了，但人还是晕，鼻塞，还是不太舒服，没有味觉。今天人参败毒用完了，在喝藿朴夏苓汤加小柴胡汤。我老公昨天喝的人参败毒散，晚上睡前喝了藿香正气散，今天好多了，基本不乏力了。就是我俩现在都有点想咳嗽，也可以不咳，咳的时候胸部会有点扯着痛。一天咳嗽咳不了几声，好奇怪的咳嗽。

扎针的时候其他还好，足三里酸了我整整一小时，但我扎不好左脚。足三里那个穴扯到脚跟及跟腱两侧一直酸。因为咳嗽，我建议用柴胡杏仁汤，但是抓不到药，于是放弃了。

第三日反馈：

今早起来感觉是最好的，基本不流鼻涕了，鼻腔内还有稍许不适，总感觉有干燥和火，口不干，其他症状均缓解，就是身上老觉得不能爽利。上午针灸尺泽、阴陵泉、足三里都有得气。中药熬了藿朴夏苓汤，小柴胡冲剂加进去的。但汤药不够我喝的量了，我最后自己吃了荆防败毒散加参苓白术散的成药。因为有燥气的感觉，于是我建议改太溪为复溜穴，复溜为肾经的水穴，有滋阴作用。

药我其实可以不吃了吧？

我的建议是别吃了，因为化热了，我又不能清楚摸到脉，也不能随时抓到要用的药，坚持用针吧。

针呢，寒可以治，热也可以治，非常灵活。

我又问她：你觉得这几天，是药的作用大，还是针的作用大呢？

我感觉针更厉害。我昨天针完后，舌头感觉都扎实些了，之前一直齿痕。精神也好很多，扎的好的地方能持续感觉得气。

我说：尚有正气的病人针感才好。平人的针感不好，因为没有病可以去对抗。气衰的病人，针感也不好，因为没有足够的经气去抗病。

于是我们就在当日决定用纯针。

且商讨，病好后，去买艾条，我教她麦粒灸以防瘴气。

并说胜利在望。

第四日反馈：

今天基本没什么症状了，就是嗅觉、味觉仍不好，天气突然也变得很冷，不敢开空调，扎针巨冷，今天加了复溜，但不知为何，得气感不强。我说，复溜与太溪这个地方，本来针感就很差的。

我每次扎尺泽，手心都微微出汗。

我说：这个是排湿。

对了，我发现我后颈有些酸。

肢节酸楚，都属于湿，这里能扎到风池最好，但是自己扎风池太难了。

足三里针感最强，尺泽也有，阴陵泉有点弱。我能感觉到舌齿痕一天内好了。

为什么要选尺泽、阴陵泉？

我说：我媳妇几年前，给孩子大冬天手洗玩具，染了湿气头痛，我就是扎这两个穴位治好的。

……

我下午加了复溜，留针一个半小时，这会儿觉得味觉恢复了些。下午留针的时候我坐着睡着了，醒来的时候复溜针感好强，你说我这味觉会不会跟火也有关？

我说：应该不是，火是继发的，湿是本，郁而化火。

我刚吃了包零食，试一下味觉，发现味觉还是弱了点，没有刚针完时强。而且吃了后鼻腔能感觉到干燥热热的。

这次症状特别像我以前的重感冒感觉，其实我来美国这几年没感冒症状过，有几次我能感觉到是有感冒，但只是喉咙痒了两天，没有发烧、鼻塞、怕冷什么的，很有意思。当然也可能是我生了孩子以后体质改变了。对于她提到的怕冷情况，我建议隔衣针。

关于隔衣针，很多人觉得怕感染，其实皮肤对针体有挤压过滤作用，另外只要针是一次性的，衣服也不太脏，倒不必很担心。

第五日反馈：

我没有咳嗽，嗅觉感觉恢复了很多，味觉也改善了。

我老公每个针感都强，尤其是尺泽，他留针了将近两小时。（他是这么多天以来，第一次扎针）

我这会儿才开始针，今天针的右足三里针感超级强，酸到我牙齿了，左边不强。尺泽和阴陵泉针感也比较弱，针时手心微微出汗。

我女儿昨天测了转阴了，她是7天前查出阳性的，大概10天前接触的感染源。我的结果丢失了，我准备买个快速试纸再测一下；爸爸和儿子还是阳性；爸爸和儿子是5天前测出的阳性（之前是阴性）。孩子们我还是让他们每天喝藿香正气水。哥哥的大便昨天粘马桶，今天有点稀，舌根有点裂纹，妹妹没什么特殊，我老公的症状就是夜间咳嗽比较厉害，躺着就咳，站着就不咳，上午针了，下午睡了一觉平躺的，一点都没咳，看晚上怎么样，我给他喝了小柴胡加止嗽散。

我的建议是她爱人的尺泽针刺不能停，尺泽调肺，是可以止咳化痰的。他爱人的咳嗽，是水饮在肺里滑动，建议再加丰隆化痰，最好再加太渊，补肺。

我又交代：你赶紧再测一下，留个阳性的证据。

有呢，今天快速纸测了个弱阳性（图6）。

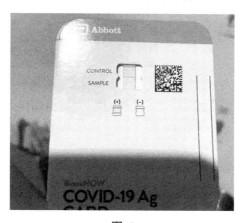

图6

现在她身上的症状已经好得七七八八，我觉得这个治疗方案，对于她这种类型是有用的，我建议她可以去诊所上班了。

总之，她这次全家的治疗经历，真的是没有西医介入的，真真正正纯中医治疗，尤其是妈妈以针刺为主的治疗，这种治疗经历是很难得的，我觉得很珍贵。

你让美国西医来治，他们根本就不懂得祛湿的。

是的，美国的治疗方法就是，重症才干预，轻症自己熬过去，但这是他们的治疗风格，美国医学就是一种兜底医学，不到要命的时候不做干预，以前我儿子得病的时候他们啥都不管，倒是特别会安慰人。

真的非常感谢你，我从来没有这样强烈地体验到足三里的力量，想想以前都觉得只是做养生，真的是暴殄天物。

我说：应该感谢孙思邈，这是他的经验。我平时治病，用得最多的穴位，就是足三里和血海，用来补益气血。

这个长时间留针对我来说也很神奇，就好像有个隐约存在的东西在帮我的身体顶着，改变疾病导致的身体的现状，有个力量持续对抗。

我说：这个是四川的一位黄圣源黄老的经验，被收录在刘正才主编的《道家针灸》里。我个人的理解，就是你正气不足，只要扎在那里不动它，就会有个持续性的激发出来的经气帮你抗邪。人在虚的时候，针感要微弱，不要过强。

我很好奇这种经气是哪里来的？

我答：这是你自身的，属于资源优化配置，类似你现在可能是一手烂牌，通过调整顺序排列，把烂牌打好。

为什么我每次扎足三里时的得气感和去到的地方都不太一样呢？

我答：经气是可以流转十二条经的。张老也指出，经气有趋病性，哪里有病，它往哪里钻。

我记得的，每次都会到太溪那个位置，然后扎完后委中附近一直有酸胀，今天真的一直到右下齿。

到太溪，是从肾经调气过来，邪要出表，从少阴里经走到太阳表经，即出到膀胱经，走委中是好的，病气由深往浅走。右下齿是

范医生的针言灸语
——针灸临证思维实战解析

胃的络，头面五官都算表，也是出表。

今天这次真是感觉太神奇了，我留针一个半小时，针感最后是弱了很多我才拔的，但是左脚完全没感觉。第一次扎的时候左脚有感觉，但右脚不明显，后来每一次都是右脚感觉更明显，还有复溜也有意思，起初是没有针感的，但我中途睡了一下，醒来后针感越来越强，拔针的时候是最强的。

我答：左偏血，血分有点难动它，所以针感不强。你这属于气分病，较浅，所以针感在右侧强一点。复溜是水穴，补肾阴，留静针是静以养阴，睡的时候，阳又入阴，所以没有太强的感觉。但是醒的时候，阳要出阴，阴受阳鼓动，经气就鼓动起来了，就有针感。你只要熟悉中医基础理论，就会发现，一切都在书中，我这么多年，就没有脱离于中医思维，习惯性用中医来思考问题，就算是有西医的检查，最后，我还是会用中医的思维去考虑，化为中用。只有这样，才能贴合古人的那种感觉，才能提高临床水平。

另外：关于她女儿（3岁）转阴了，自始至终我对于无症状，表示怀疑，一定是观察的角度不一，才会认为无症状，从中医的角度一定是能找到一些症状的。

她说：没有，女儿可能在开始一两天有点清嗓子咯痰的感觉，但也非常不频繁。我儿子从头到尾都没有症状，生龙活虎。

从这一点看，清嗓子咳痰也算是症状，只是很容易被忽略。

而且，还有一点，就是小孩子脏腑清灵，只要没有胡乱饮食，都是很干净通透，不像成年人，或多或少地积攒了痰湿死血，所以小朋友只要正气足，碰到湿邪，很快就排出去了，咳口痰就排掉了，所以才这么快转阴了，当然了，也跟她喝了人参败毒散以及藿香正气散有关，加上脏腑清灵，一下就祛邪了。

但如果小孩是先天正气不足的，经络不畅，也不容易治。

第六日反馈：

今天针的时候小腿肚子一直酸，两边都酸，尤其是右腿。

精神挺好，恢复到跟以前差不多，睡得不错，纳、便好，味觉还有一点点的阻塞感，鼻腔内有那种热感好了以后的余火和干燥感。嗅觉恢复了。

我感觉身体里有点余火，但又说不清在哪。

我老公没有再扎针，昨晚泡了澡，今早6点起来觉得太冷咳了很久，但半夜躺下没有咳。应该是着凉引起的咳嗽。

关于余热，我建议扎内庭穴，内庭为荥穴，荥主身热，有清胃火的作用。鼻腔干燥常见于胃火。

她老公的平躺咳嗽，我认为是水饮，常见于爱好饮茶、咖啡、冷饮果汁、水果之人，她也给出了肯定的回答：非常爱喝。

总之，效果都还挺满意。

第七日反馈：

我目前没什么症状了，味觉也恢复得差不多了，还有一点没有透的感觉。鼻腔的余火感觉没那么明显了，所以我今天还是用的阴陵泉、尺泽和足三里。今天针的感觉只有局部的酸胀，还是足三里针感最强，右腿尤甚。留针1小时40分钟。

我的针有点不够用了，你估计我自己用完今明天够了吗？这边买针还不太方便，如果急就得去借点针，让朋友邮寄给我，不过，一寸针还有很多。

我老公这两天开始工作了，他因为工作比较晚，所以没来得及针。昨天早上咳了那一次（早上6～8点），后来没咳了，昨晚睡觉前没来得及针，于是我让他小柴胡颗粒配止嗽散的成药喝的，他说小柴胡颗粒喝下去特别舒服，昨晚一夜没咳（虽然还是睡得晚）。但他情绪有点低落是真的。

妹妹昨晚流鼻血，我老公也有点流鼻血，我这几天都炖了鸡汤，本来给自己喝的，结果爸爸带着妹妹偷喝了一碗，他俩都属于对进补比较敏感的。

到这天，一家四口，哥哥从头到尾没什么症状；妹妹就头两天清了一下嗓子，发现阳性到第七天就转阴了；爸爸就之前咳嗽，经过针刺一次后，咳嗽缓解，后又着凉再咳，服用了小柴胡汤和止嗽散缓解，已经居家办公两天了；妈妈经过六次针刺后，也基本上没有什么症状了。

一家人的病势基本上都往痊愈方向走了。所以问我可不可停针，我的建议，可以再扎两天。

另外，最好现在不要进补。热病，治好了，炉火虽熄，一吃热性食物，恐死灰复燃，引起复发，这个叫食复。一定要清淡饮食一段时间。

第八日反馈：

今天感觉有点要来例假了，今天足三里的针感不强，反倒尺泽和阴陵泉强一些，尤其是尺泽，这么多天最强的一次。一会儿就不强了，最后左足三里最强，左边的阴陵泉感觉扯着血海那有点酸。

全家都没有症状了。只是现在月经将至。

血海的反应提示着要来月经了。我叮嘱次日只扎足三里和血海就够了。

第九日反馈：

今天做了核酸，结果为阴性（图7）。

哥哥昨天做的一个试纸测试，也已经转阴。

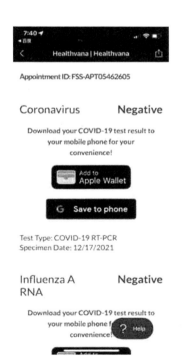

图 7

这天很忙，带两娃出去画画、溜冰，还有表演，当了一天司机，所以没有扎针。

他们的生活已经恢复了正常。

案 2　头痛案

2017 年的一个冬日下午，媳妇给还不满一岁的女儿洗玩具，整整一盆的玩具，弯着腰在卫生间一个一个洗，洗了整整一下午，累到腰酸背痛，到傍晚时分，开始说头有点痛。

当时我认为她是因为累到了，疲劳过度，加上平时带娃经常半夜起来哺乳，睡眠严重不足，这才头痛，所以我心里倒不是很紧张，也许睡一觉就会好。

不过晚上把女儿哄睡后，还是给媳妇做了一些处理。

口诀：头项寻列缺。头痛的话，一般会先选列缺穴，我就在她列缺穴用指力按揉了一下，可是头痛并无缓解。我认为是指力不及针力，于是又拿了根针，扎了列缺穴，捻转取气，但头痛仍然没有缓解的迹象。本想再扎一下风池穴，又怕无效，让媳妇白受皮肉之痛，便作罢。

一看时间，都晚上九点多了，夜深了，睡觉吧。往常她的轻微头痛，只要睡一觉就好了，可惜的是这次没有如愿。

第二天一早，她精神不好，说仍然头痛，又说也不是很痛，跟昨天差不多，不动不痛，头一晃就痛。于是，我又用我的常法，耳穴。

颞点，压上王不留行籽，按压，没效；

额点，压上王不留行籽，按压，没效；

枕点，压上王不留行籽，按压，没效。

痛的程度不是很重，但又不能不管，扎了针，贴了耳穴，还是不好，让我有点懊恼，往常在门诊治这种突然而起的头痛，耳穴的效果是飞快的，所以当时我对针灸的取效，认为应该要立竿见影，现实却让我吃了一堑，仍然是我的辨证水平不够。但现在没有头绪，先不乱做。下午她对我说，最近眼睛总是有很多分泌物，是不是湿气重啊？当时只有 0.01 秒的瞬间，我的大脑里，闪过昨天她洗东西的情景：天气是阴的，气温是凉的，环境是潮湿的——寒湿入侵头窍。

头痛了一天，她也没跟我说清楚哪痛，仅就用手指掐掐眉心说痛。一开始我还以为是阳明头痛，我忙问：你究竟是哪个部位痛？具体一点，我好分经治疗。

她指了指耳朵尖上。"少阳？"

她又指了指眉毛。"阳明？"

我急问："到底哪？"她说："我也说不清，反正就这一圈痛。"说着，她手指，从右耳尖平眉毛，再平左耳尖，绕着脑袋，转了一圈，像盖了个南瓜帽。我再问："是不是，头很重，像东西罩着？"

她说"是"。

因于湿，首如裹。由于湿气入侵的原因，头部像是东西包裹着一样！

这是太阴头痛，我心中有数了！

此时，女儿在午睡中，抓紧时间给做一个治疗。取穴后顶、尺泽、阴陵泉，留针半小时。

后顶，振奋督脉阳气，祛寒散湿，又有局部治疗作用。尺泽，肺经合穴属水，取金生水泻子之意，有调理本脏气机作用，能宣肺。肺主一身之气，治湿必先行气，选此穴，再的当不过。金泻浊水后恢复气化功能，则为生水之上源。此时生水，生的是净水、新水。阴陵泉，脾经合穴属水，取土克水之意，有调理本脏气机作用，能健脾化湿。脾主运化水湿，治湿不离治脾，选此穴，再合拍不过。土克水，克的是污水、废水。问君哪得清如许？为有源头活水来。

尺泽来活水，阴陵泉去死水，此乃治湿绝妙穴对。

起针后，媳妇头痛缓解一半，到了晚上吃饭时，已然忘记了头痛。到隔日再问，头痛不见踪影。

范医生按：此案给我最大的启发，就是针灸取穴，跟用药一样，需要严格辨证，才能取得最大的疗效。

不能总是凭经验用穴，虽然能取得一定疗效，但也只是适应部分病，遇到了棘手的，不会辨证，你只能抓瞎。

案3　腋下异味、湿疹、痔疮案

你好范医生，我觉得在你那看好了那么多问题，连最大及顽固的湿疹都治好了，但现在还有个很尴尬的问题存在，烦恼呀！我左腋窝腋臭味太大了，我觉得就是狐臭味一样，我运动出汗就有味道，有时候教练教课时指导动作，你说我有那狐臭的味道真是郁闷死了，月经期间感觉味道也重，辛辣刺激食物吃多都会造成更重一样，我有段时间拿葛根和明矾煲水洗，能干爽一下，保持不了多久，关键更要命的是我女儿在来月经期前一个月，右腋窝也出现了这味道，她出汗腋窝那位置挨着内衣，内衣上是有点黄颜色的，麻烦您救救我们吧，怎样让我的湿热邪气排出，让腋窝无异味或分泌不旺盛，我提前写病情给你，下周过去治呀。

于是我按湿热，给患者扎了4次，1周1次，1个月下来，就没有异味了，3年的异味没了。

上面这段话是2020年11月20日记录下来的，过去一年了，我再随访，没有复发。

我查了一下病历，所用的穴位为尺泽、阴陵泉、天枢。

"太阴之上，湿气治之。"

这个在上两案均已论述，我在临床上凡遇治湿，均选用太阴经尺泽、阴陵泉两穴。

为何认为她这个腋下异味是湿呢？

在她来调治这个问题之前的两年，她有湿疹，在脚上长的，位置并不固定，但都在脚上，这里发一点，好了，下次换另一处发一点，反反复复5年。

那阵子，我治湿疹，都用尺泽、阴陵泉，就是先把湿给化开了，湿疹就自己好了。

用针灸化湿，不易伤正，而且有双向调节作用。

按方案每周一次温针，仅扎了数次，湿疹就不再发作，随访两年都未再发。

后来，她痔疮出血，尤其是在湖南吃牛肉粉的时候，只要放了辣椒，则痔疮必然发作，痛且不说，还出血。吃了辣椒而发作的症状，不管何病，都应先从湿热考虑。

化湿我还是用尺泽、阴陵泉。

那么清热呢？病位在大肠上，所以应该选阳明经的荥穴，因为荥主身热，应该选手阳明大肠经的二间穴，以及足阳明经的内庭穴。

因为治疗痔血，在手臂上有个更优的穴位，即孔最穴，于是我就舍弃了二间穴，选了孔最。

另外，局部应该选一个穴，当时我选了天枢穴，天枢位于胃经上，同时又是大肠的募穴，一个穴位同时调理手足阳明经。最后取的是尺泽、阴陵泉、孔最、内庭、天枢五穴双侧。

这几个穴位都做了温针，仍然是每周一次。

当天扎完，她的痔疮就回缩了，不再出血。按这几个穴位治疗，三五次之后，她再吃辣椒也不发作了，但是仍然建议她一段时间内不要吃辣椒。

于是，就出现了开头的一幕，说要调理腋下异味。我的感觉是依然顺沿前面的思路，从湿考虑。

腋下的汗液，有异味，色黄，应该是浊，湿性浊，所以归于湿。

又因为吃辛辣加重，基本上按湿热治。所以我就沿用了痔疮的思路治疗，选用三个穴，即尺泽、阴陵泉、天枢双侧，做的是温针。其实当时我是没有信心的，因为狐臭，听说惯用的外科治疗方法是将腋下顶浆腺剥除，手术时在双侧腋下各做一至两个数厘米的切口，直接将汗腺剥除，后将伤口缝合。

我对这个病的病理并没有深入研究，印象中认为汗腺的发育异常是先天的问题，所以一点信心也没有。

但对方提出了这样的要求，我想着试试也无妨。扎了两次后，在2020年12月3日，她给我留言：

肯定能好吧，今天运动时就只有点点味道，没有刺鼻味道，这种味道是能接受的，我明天运动量大，我再看下。

当时看到这一则的时候，我心中是欣喜的，没想到这个也能治？又扎了一次。在12月6日又给我留言：

今天在商场逛，感觉闷了一身热气，平时就会很重味道，今天我闻了，没有异味呀！

又接着治疗数次，异味就消失了。最终这个病例给我的提示，腋下的异味，应该跟体内的湿热水平有关。

后来我查了一下资料：狐臭又称为腋臭、臭汗症等，是由于患者腋窝、外阴等部位的大汗腺（又叫顶浆腺）排泄的汗液脂肪酸含量比普通人高，当脂肪酸达到一定浓度，经皮肤表面的细菌，主要是葡萄球菌的分解，产生不饱和脂肪酸而发出臭味。因其和狐狸肛门排出的气味相似，所以常称为狐臭。

也就是说，狐臭患者体内的脂肪酸比普通人高，在这种情况之下，我是不是可以理解为，旺盛的脂肪酸，就是湿？然后经皮表的细菌分解时产生了热，即化为湿热，从而发出异味？

如果是这样的话，只要改变体内湿气的浓度，是不是就可以减少顶浆腺分泌脂肪酸？从而减少异味？正巧，我取的几个穴，就是有清热化湿的作用，最终就取得了治疗的效果。

案4 胃胀案

这是一位 57 岁的男性，在 2020 年 7 月，由女儿"押"着来看诊的，说是胃胀了一个多月。

患者还没有开口说话，女儿先在一旁数"罪状"：在疫情期间，饮食完全不加节制，进食过度，尤其喜肉食，无肉不欢，不吃肉就手抖。

终于他在 6 月份开始出现胃胀，胀得难受，胀得晚上睡不着，虽然是胀可又觉得肚子很饿，食欲旺盛，很想吃东西，可吃多了一点点又胀得不行，这是一组矛盾的症状。

饥且欲食，却胀得难下食。

没办法，家里人就只准他喝粥，配一点点青菜，可就算是光吃粥这种易消化的食物，他的胃也胀，而且不顶饱，吃粥后更饿得慌，馋肉馋得不行，一天没肉就心里发慌。

找我看时，就是胃胀这个主诉。

我看了一下：舌质偏红，但白腻苔布满了整个舌面，是厚厚的一层。按了一下脉，是沉弱。

舌质红，可能有胃中阴伤，所以出现不能纳食；苔白厚腻是湿重，同时阻滞脾胃运化令人中满，脉弱是有气虚的表现，而沉脉有郁而不发的意思，即肝气郁结。于是我用健脾行气、降胃行气化湿的治法，用了枳术丸合平胃散运脾降胃；参、芪健脾补气；苏梗、藿香、白扁豆化湿，香橼、佛手疏肝理气，具体用药如下：

白术 30 克，枳壳 10 克，苍术 10 克，厚朴 10 克，陈皮 10 克，党参 10 克，黄芪 10 克，苏梗 10 克，藿梗 10 克，白扁豆 10 克，香橼 6 克，佛手 6 克。

5 剂，水煎，每日 1 剂，早、晚分服。

抓完药，到煮好药，再到喝上药，还有一阵子，在这之前，先行针灸治疗。

这个病很明显的一个标症是湿滞，舌苔是极为典型的白厚腻苔。

欲治湿，必取太阴，因太阴之上湿气治之。

选穴：手太阴肺经合穴尺泽，足太阴脾经合穴阴陵泉，双侧均取。

直刺，捻转提插出现酸胀得气后即停止运针，随后在针柄上固定一两厘米长的艾炷并点燃，行温针之法，待艾炷燃尽，即可起针。

起针后，患者诉胃中当下即松快，前后不过半小时。

湿令气滞，湿除气行，气行则脾胃可自我运行而消痞，这时再服汤药可达事半功倍之效。

1周后，二诊：患者说已无胃中胀感，但仍不能多食，嘱可食肉末粥，不必忌口过度，察苔腻已退一半，针药守方再进。

再隔1周，三诊：仍无胃胀，胃纳稍开，晨起口稍苦，有口臭，思睡，舌稍红。

中药在前方上稍加黄连除中焦湿热，并加麦冬、五味子轻养胃阴，加麦芽消食疏肝。

针方再加合谷、太冲开四关疏肝，以达肝胃同调的目的。

为什么要多加疏肝之法？因肝脉循胃贯膈，所以肝是极易乘胃令胃胀满的。

又为什么认定他有肝气呢？问诊中我多问了些他工作上的事：单位中遇事愤懑不快，又常常加班不得请假，更加怨怼。因此心中不快，有气难消，不开四关，难疏肝气，肝气一疏，胃痞自除。经三诊治疗，病已向愈。

案 5 抑郁案

患者，男性，38 岁。他老婆带来看病。

表情有点木，刚进来就说最近体检发现甲状腺功能有点减退。

我说我看一看。看完我问："你最近是不是情绪有点低落？"

他说："是的。"

我这么问主要是他的表情，脸上摆着一副生无可恋的样子。

旁边他太太说："你心情怎么不好，我看你最近不是出去跟朋友去越野吗？玩的挺好的呀！"

我就跟她说："他这是在自救。表面上想出去散散心，但其实他是在拯救自己，但他发现依然是对任何东西都不感兴趣，吃不感兴趣，玩儿也不感兴趣，就是说情绪是麻木的。"

没有开心，也没有不开心，没有生气，也没有那种悲伤，什么也没有。

他就是什么都提不起兴趣。吃也可，不吃也可；玩儿也是，虽然跟一群人出去玩儿吧，也就看别人玩，自己呢，也不怎么积极。

她太太性格开朗，给人感觉是神经比较大条的那种，什么都笑哈哈的人。

经我这么一说，她这才意识到原来她老公不是矫情，是真的出现问题了。

她老公跟她讲过这个问题，但是自己又不太在意，觉得没什么，能出去玩，身体也没啥事儿，怎么就不开心了呢？

我说这是甲状腺素决定的，低了情绪低落，高了就亢奋，所以要留意一下，每天早晨醒来开不开心，就看你甲状腺素的分泌水平了。

等到看舌头的时候，哎呀，舌面布满白腻苔，这个是湿邪。

用尺泽、阴陵泉的经验

他的体格算是比较壮的，年轻人壮实，所以呢，他这个脉象上也没显示特别虚弱，只是湿邪阻滞了脾胃的运转，脾胃不运转了，就对吃的不感兴趣，吃不好，能量就跟不上去。

开心也要能量的，是不？

其他的经络也应该有堵塞，尤其是心包这一块，主开心的地方，胸前膻中穴，喜乐之官嘛！

这个心包特别容易被痰湿蒙蔽的，心包一阻，人就不开心了。

所以呢，处方用药，必须以化湿为主，把湿邪化开，这个人就能开心起来。

化湿只是治疗不开心的一个方法。一开始，我是准备给他补血的，因为心的情绪活动为喜，这个情绪活动是要物质基础的，这个物质基础是血，所以补血，就能开心。

但是看到舌苔后，我改主意了，我认为他不是血虚，是湿阻，就改了治疗方案，以化湿为主。

暂时先不管甲减这个西医的病名，我们从中医按照化湿的角度来看，我选择了手太阴肺经合穴尺泽、足太阴脾经合穴阴陵泉，为什么呢？太阴之上湿气治之，你调理太阴就能化湿，把湿化开了后，他该开心就开心，该开胃就开胃了。

针灸治疗，同时给予了中药芳香化湿。

依然是用温针的方法，行气化湿啊。他第一次扎完针，拔针后人就觉得不一样，觉得轻松了，身上也轻快了，然后我说："你回去吃药，一个星期之后再来。"

隔了十天，他再来复诊，他说他挺好的，胃口开了，人也能开心了。

为什么一次治疗效果就那么好？因为这是一个表浅的症状，初染湿邪，可能是饮食造成的，也可能是感受了湿邪的暑气。

把湿邪去了，人就开心了，就像乌云拨开了，人就灿烂了。

后来，我跟他说再巩固一次，复诊扎完针后，我告诉他，今后一到两个月来一次就行，为什么这么说呢？

因为他的湿气是体质性的，他的两个儿子也在我这里治疗，也是这种类型，但是他两个儿子是别的症状，都是腺样体肥大，经过治疗症状已经缓解了。

而父亲的表现就是不开心，没胃口。

我说以后隔一个月、两个月来一次就行，平时坚持锻炼，就没有问题。

第二次治疗完之后，他又出去跟朋友玩了，去无人区越野了，情绪已经开朗起来了。

但我还是叮嘱他，隔一段时间要来复诊一次，同时呢，要去复查甲状腺的功能以及甲状腺的抗体，因为桥本氏甲状腺炎很常见，也有甲减的情况，所以必须要排除有没有甲状腺炎症，如果有，我们再从中医的角度去治疗甲状腺炎。

案 6 水肿案

女患者，2017 年底来深圳工作，2018 年就在我这里看病。以下楷体为她发给我的信息。

2018 年初的时候，白天腿很沉，下午浮肿，当时回家有一条路是上坡，晚上回家走都走不动，腿很沉重。到了半夜心脏会"突突突"地跳起来，令我惊醒。"突突突"的心跳让我没法再睡着。

这一组症状意味着：她来岭南已经被湿邪入侵经络，患了一种岭南常见病——脚气。中医所谓的脚气是以两脚软弱无力、脚胫肿满强直，或虽不肿满而缓弱、麻木，甚至心胸筑筑悸动，进则危及生命为特征的一种疾病。因病从脚起，故名脚气。

西医学所谓的脚气病，一般指多发性神经炎，各系统疾病和某些毒物、药物及重金属等引发的脚气样症候群。又认为是维生素 B$_1$

缺乏引起的一系列神经系统与循环系统症状。

《备急千金要方》《外台秘要》将脚气分为三种类型：软弱、麻木、无力、脚肿的叫湿脚气；麻木、酸痛、不肿的叫干脚气；脚软如兼心悸气急的叫脚气冲心。

我月经前会怕冷，冒虚汗，月经期间痛经到没法上班。我需要请假，吃止疼药。

我平时气色不好，脸苍白，累了就会头晕。当时就是吃你给我开的方子，没时间去扎针。

吃药以后，我的各种症状就有缓解了，其中痛经的改善最明显，但我当时工作压力非常大，加班强度也大，就算是坚持吃药，也抵不过加班的消耗，浮肿和心悸的症状反反复复的。

当时最不能忍受的不适，是睡觉的时候腿脚特别冷，寒气从骨头里往外冒，被窝里像刮小风似的，用暖宝宝都没用，尤其是月经前会加重，特别难熬，没法睡好觉。（这两年一直在你那吃药、扎针，这个毛病我都不记得具体什么时候完全好的）

很难描述腿上刮风的感觉，整条腿都是凉风的感觉，从骨头缝里冒，寒气在肉里、皮肤里凉飕飕的。把暖宝宝放在腿上，只觉得腿上放暖宝宝的那一块皮肤暖和，但肉里面、骨头里的寒气还是在冒，人根本无法暖和起来。那会儿我租的房子有个浴缸，我就老泡热水澡。但热敷、泡澡都够不到那个深度，人还是冷的。

一直到 2019 年，我上班的时候，累到心绞痛，就决定辞职了。

辞职后下半年就没上班，开始在你那加上了针灸，药也没断过，双管齐下。

一周去扎两三次针。扎上针，脚下会冒寒气，持续了一段时间。

扎针以后，寒气就从身体里面往外出，从皮肤里冒出来，本来是深层的寒气，这些寒气，热敷、泡澡都无法弄出来，包在里面很难受的。扎针了，寒气很明显地往外冒，从脚上，脚踝、足底处往外冒，感觉从皮肤出来，散掉了，很舒服的那种。

感觉这个冷风寒气也不是深层到浅层透发这种描述，扎针就像给了寒气出口。针了一些日子之后，再扎针的时候，就能感觉到身体从内到外热乎乎的，扎上针，散寒一会儿之后，我就开始出汗，就会睡着。起针的时候，我是一头汗。现在，我的腿脚也不再凉了，月经前也只是肚子和腰有点凉。

现在扎针，寒气只会从腰和肚子冒了，脚下没什么感觉了。

我用的是温针法，即针柄上烧艾炷，既有温通又有散寒之力，比如我取建里、天枢、关元或气海，又取尺泽、内关、足三里、阴陵泉、三阴交、太溪交替使用等，很快就出现了排寒的反应。

2018 年的时候，我还有足跟痛的问题，痛了好几个月。后来经过治疗，也不知不觉地好了。具体什么时候好的，我也不记得了。

我记得特别清楚，有一段时间药方里加了龟甲胶、鹿角胶，每次的药都要上千，但是效果特别明显，改善了我的很多症状。吃的时候，人都是红润水滑的，原来的阴道干涩、皮肤干涩，大量地掉头发，都得到了明显的改善。

在吃药、针灸的期间，我感觉状态很好，浮肿和心悸在不知不觉之间已经完全好了，当时痛经也完全好了。

我印象最深的，是在治疗期间，她有数次出现了水肿，我都是仅取尺泽、阴陵泉、太溪三穴，双侧，均温针。不能说浮肿以肉眼可见的速度消退，但均在次日，水肿即消下去了。而且都可以维持一个月不再发作，但只要工作劳累出差加班，又常反复。

这三个穴位，尺泽调肺、阴陵泉调脾、太溪调肾，在水气调节里面，肺脾肾又是非常重要的脏腑，这三个穴完全没有多余的操作，当天即可取效。

往后在临床中，凡碰到浮肿的患者，我都以这三穴先行操作，大多有效。

心悸、心痛案

案 1 急性心慌案

2018 年夏季，我治疗了一位女患者，为一公司高管，当时正值股市低迷，公司出新产品压力重重，几乎天天开会。

有一天，她开会到一半，就觉得人不行了，胸闷气短、心慌，感觉要憋过去了。

于是赶紧联系我，问是否可以扎一针，让她缓解一下。

我说可以。

于是会开到半途，就让司机送到诊室来了。

来了，我就让她躺在治疗床上。

我是知道她的情况的，一家四口，常来开药针灸。

也知道她那会儿压力巨大，也曾出现过胸闷、气短，经我用药及针灸治疗缓解。

她的工作状态就是那样，因此症状时常会反复。

她一到，我就知道，她心里烦，焦虑，压力大。

我说："我只能给你放放气儿，劝过你很多次，该放手的东西放手，但是你放不了，有责任在。"

范医生的针言灸语
——针灸临证思维实战解析

没多说，针了内关、公孙、膻中。

留针半小时，人就缓过来了，她说："没你这针，这会我就开不了了。"

起了针，她又接着去开会了。

范医生按：内关为手厥阴心包经络穴，络三焦经，又通阴维脉；公孙为足太阴脾经络穴，络胃经又通冲脉。

虽是两穴，其实通脾、胃、心包、三焦、阴维、冲脉六条经脉，治疗范围极广。

内关本就可以消除心脏的悸动，但是要考虑到为什么会产生悸动，心神是受到什么干扰而动？

只有针对真正的病因，才能根除。

案 2 反复胸痛案

梁某，2018 年 9 月 14 日初诊。

主诉：反复胸口痛两个月余。

现病史：彩超查三尖瓣反流，素有心悸心慌，易腹泻，体瘦，经前两天偏头痛，舌淡红苔薄，脉弦细。

诊断：胸痹、行经头痛。

处方：盐牛膝 15 克，山萸肉 10 克，五味子 6 克，女贞子 30 克，墨旱莲 20 克，桑叶 10 克，山药 15 克，芡实 10 克，莲子 10 克。

7 剂，每日 1 剂，水煎，早、晚分服。

温针一次，取穴：内关、公孙、复溜、阴郄、足三里。

范医生按：患者在这次心痛发作之前，因痛经并有经行头痛来找我看过诊。这次是持续两个月的心痛，已经到医院就诊过，对症服用过药，无效。

她找我开中药治疗，但我根据以前的经验，1 秒内的直觉反应，是应该针灸治疗，疗效更快。

患者惧针，我说："我手法很轻柔，你请放心，不痛。"

我习惯取八脉交会穴，这个心脏的问题，毫无疑问，是要取内关、公孙穴对的。

阴郄是郄穴，加强活血的功能；复溜滋肾阴；足三里补气。

理想很丰满，现实很骨感。

我低估了患者的惧针程度，她的痛阈实在是太低了。

仅扎了左内关，患者就大喊大叫，用哭腔说："范医生，我不针了。"

但是，过了几秒钟后，她咦了一声，心脏不痛了。

我说：那就只扎一针吧，留针 20 分钟。

随后 4 个月，随访未再心痛。

后于 2019 年 1 月 14 日，再次发作，同样再针内关一针，心痛即止，至今未发。

案 3　心痛案

2007 年，我在广州上班，需要上门针灸，因为是在家庭病床部上班。

那是一位男性中风患者，卧床。平素，我就按教材处方扎针。

但当天，他突然说心脏疼痛。我没有多想，当下立即在他左内关穴进针。

左手用关闭法，在内关穴下方靠近手腕处按压，阻止针感向指尖传导，同时右手行青龙摆尾法。

不多时，针感即传到心脏，患者心痛当下缓解。

内关，对于心悸、心痛，都有非常直接的作用，在不能扎针的情况下，指压也有作用。

案 4　心火下移小肠案

有一女患者，在疗程之间（2021 年 11 月）遇事，以致心烦意乱，想不通，出现了一个症状，是什么呢？

舌尖发涩，同时伴有尿频。

到这里你会想到什么部位，想到什么证型？

是心火，有热下移小肠。

心事多，五志过极皆能化火，所以出现了心火。

心火那不能一直存在心里啊，心开窍于舌，心火跑到舌头上面，它除了从窍走，还会从它的表里经走，走表经，即走到小肠经，小肠借道膀胱，从尿走，所以出现了尿频。

按理说心经出现的问题，我应该直接扎心经。但是心为君主之官，不能受邪，由心包代心受邪，所以我选择了扎心包经，取了内关穴。

她尿频，按理说我应该选小肠经的穴，或者膀胱经的也行。

但内关在前臂内侧正中线上，我想找一个相对应的位置，又有利湿作用的穴位。往常治下焦湿热，我常取三阴交，所以我就选了三阴交，选这里我当时内心其实是没有道理可言的，就是直觉，毕竟问题出现在下焦，直觉是三阴交。

三阴交也在小腿内侧正中线上，与内关离腕踝的比例差不多，可以互应。

扎完之后，当天患者的舌尖发涩就好了，尿频也好了。

速度就是这么快。

厥阴经针刺经验

案 1 外感寒战案

周一早上（2018 年 12 月 14 日），我正在忙碌地看诊。

门被敲开。一位老患者，刘女，成年，穿着厚实的羽绒服，瑟瑟发抖，站在门口，带着哭腔，请求看诊。

我看是急症，先处理吧。

她说刚来月经，着凉了。心痛，头痛，畏寒（寒战那种的畏寒，就是抱臂发抖）。

我的第一感觉：厥阴表部中寒，是厥阴表证。

这是直觉，风象，吹到发抖。直觉思维，并不是推托，是实在不知如何用文字描述，大概是之前治过相类似的病例。

取穴以厥阴经穴为主：内关、太冲。

扎上 10 分钟患者的症状就缓解了。

其实，我都没有让她说完话，我是在事后让她补充了一下信息，来验证我的判断。

留完针，又给她开了几天祛寒的汤药善后，后来随访痊愈了。

其实，急症，针灸效果真的非常好。

下面是患者发来的记录，这是一个动态的治疗过程，中间的穴位是有变化的，随证而变。以下括号中的内容为我的批注。

Day1（2018.12.10）

生了孩子的人就是伤不起，尤其是每个月例假，要小心谨慎的不要感冒，不要熬夜。周六开始来例假（这是重点，血室已开，血出之后，人亦会有短暂的血虚之象。肝藏血，血亏之后，肝易招邪），晚上孩子发烧哭闹了一整夜（这一句也是重点，操劳不得休息，让人虚上加虚。同时，正在发烧的孩子，也是一个外感的源头），我也跟着一整夜基本没合眼。

周日带孩子看完病后，睡了一下午。

周一凌晨（发病时间），想起夜，睁开眼睛发现应该是被子太薄了，全身冰凉（只有四字，当时她自我感觉却是严重的冷），怎么也捂不热自己，加了一床被子，一点暖意都没有（可以体会一下如坠冰窟）。

这个时候就去求助老公，表示需要稍微抱抱我，顺便又测量体温。体温计显示并未发烧，但自我感觉皮肤是热的，身体里面却是透心凉，心脏有点不舒服，头顶、太阳穴、前额、背部、手臂、膝盖（注意，发作部位较多，来的急，多半是风，厥阴之上，风气治之）每个部位及关节都是疼的。

贴近老公和发烧的女儿的皮肤，我觉得他们全身像冰一样凉。我觉得谁都帮不了我了，我要一早去看病。

然后我使劲地掐内关（选穴没错，内关是可缓解心脏的不适），想让自己的心脏好受一点。

一时心血来潮，我还用我温暖的手掌去摸我老公的肚脐，他经常肚子凉，我想着我这么热的手，别浪费了，结果手放上去几秒钟，我身体开始发热，出微汗，有点暖和了，我立刻把手缩回来了，我怎么觉得我把老公身上的阳气都吸过来了一样，就这样带了一点暖意睡到了早上起床去上班。

早上身体那叫一个酸爽，没有哪儿是不疼的，"姨妈"还折腾着我，每一下出血我都感觉我就要倒下去，全身发抖，缩成一团，心脏很不舒服，闷闷的，心慌，紧接着是恶心呕吐。（血室大开，外感风寒，直中厥阴。《素问·评热病论》有"胞脉者属心而络于胞中"，可知心与血室是密切相关的）

看了下表，我立刻打了车去找范医生，穿着很多衣服的我，觉得自己就是个要断掉的冰棍。

到了医生那里，一个在我前面看病的患者说你是肚子疼吗，疼成这样还看中医？

我说我是冷。

心里想的是，不看中医，估计吊水进来我就要挂了，也想说，我相信范医生救得了我。

她让我先进去看，自己排我后面。真的是感激这位患者。

走进诊室，范医生点点头，示意我准备针灸，脱掉鞋袜。

好了，我的心一下就暖了。

他先在双脚大敦穴点刺（井穴有助于急速排邪），然后针双脚太冲穴，头顶的疼痛立马消失（肝经上至颠顶，头顶之痛明显是邪在肝经），然后针左手内关，右手合谷（原本计划右手也针内关，但想着，解表还是离不了合谷，总要给邪留个出路。而且合谷与太冲可组成"开四关"，可以息风），还有合谷前面的一个穴位（商阳用0.5寸细针直刺1分留针）。并留针，加热。背上垫了一个加热垫，肚子和脚上有红外线灯在加热。

心脏慢慢舒服，10分钟后发抖开始好转，太阳穴疼痛减轻。

我就这么躺着，带着一点享受，突然感觉右手的合谷穴很胀疼，没太在意，抬头看不到什么，就想着忍忍吧，一会儿，胀疼感觉消失，左手内关和左脚太冲的针有点往外走的感觉，我觉得正常，以为是自己呼吸或者发抖影响了针。

但是助理来看我情况的时候说：你右手动了吗？

我说没有啊。

她立刻说，那针怎么掉出来了？

好家伙，我使劲抬头看到，那根针完全没在手上，床上躺着呢。

我说刚刚有点胀，估计那时候自己出来的。

范医生解释到，这叫顶针现象，说明邪气太盛。

如果很虚的人还会出现吸针现象，就是针被吸得更深。

刚刚我想到半夜自己摸老公肚脐那个情况，我越发觉得自己是吸了他的阳气。

随后范医生把右手合谷穴换成内关，继续留针加热，心脏的不适减轻了。

半小时过去，针拔掉，我打了几个大嗝，觉得没那么想吐了。（肝经夹胃贯膈，常克胃令人作嗳气，而肝邪外达之时，也常伴有打嗝嗳气或放屁）

身上的疼痛减轻了大约一半，除了手脚，其他地方都暖和了很多，头除了头顶其他地方还是有点疼，打了车回到公司继续上班。

没有这几针，我估计我是没法上班的，真的太感谢范医生了。

Day2（2018.12.11）

范老师，给您汇报下情况。

昨天扎完针精神好了很多，不吐不打嗝了，没那么冷的感觉。

因为下午才拿药，中间开始觉得太阳穴还是疼得厉害，然后左边的扁桃体和脖子左侧那条有点疼，我就冲了一包小柴胡。

晚上拿到药喝了，自己扎了下印堂和左手合谷穴，留了50分钟的针。

喉咙没那么疼了，再泡了个脚。

睡觉前还是觉得头很疼，除了头顶又重又疼。今天早上起来除了太阳穴、左边扁桃体，还有那根筋，肩膀还有点疼，其他基本好了，关节不疼了，身上也不疼了。

吹到风，前额和后脑勺会微微的不舒服。

Day4（2018.12.13）

基本好了，就是喉咙有点痒痒，有点点疼。

自己掐了掐少商缓解了一些。

不过脖子那边疼得厉害的时候冲了两包小柴胡。

今晚还有一包药，估计应该可以满血复活。

例假也结束了。

我自己感觉这个药吃下去，心脏可舒服了，一点难受的感觉都没有了，胸口的石头感觉丢掉了一样，谢谢您。不然这周真的没法过了。

（所用方药，以痛泻要方为主，具有调和肝脾，补脾柔肝，祛湿止泻之功效。并再合用虚人风寒外感名方桂枝汤，两方同用，以达到祛除厥阴表寒的目的）

案2　眩晕案1

2016年3月24日，往年三月份都开始热了，那天天气转凉，十几度吧，因为要给患者扎针，怕他们着凉，所以我依然开着油汀。一位老太太敲开诊室的门，裹着厚外套，由女儿扶着巍颤颤进来。

这是我的一个老患者，74岁了。

她说天旋地转，恶心呕吐，喷射状呕吐。畏寒，怕冷，面肤素来苍白。

我了解这个患者的体质，平素就畏光，出门常戴墨镜，有糖尿病。

摸了脉，弦劲，有紧象。

无风不作眩，无痰不作眩，无虚不作眩。

她这个，凭脉用药，是弦，是风象，弦亦是水饮之象。风象急。

我赶紧让她躺床上。

本想多扎几个穴，但是她怕冷啊，我就只扎手脚，扎了合谷、太冲，身体其他地方，都给她盖上了几层毛巾，后来又换上她女儿自带的小被子，她依然在颤抖。

这个眩晕发作起来，是有濒死感的，老人家十分难受。

可是当我扎上了这四个穴后，她的眩晕感，就慢慢开始减轻，我在她脚上又烤上了红外线灯。

没多一会儿，她的身体就开始暖起来了。

对了，我还在她的百会平刺了一针。

留针45分钟以后，老人家即可自行活动，走着回家了。我给她开了近效术附汤加泽泻，3剂。

次日再扎一次，即不再眩晕，随访3年（2019年记录此案时），未再复发。

具体的治疗过程，还是让患者女儿叙述一遍：

2015年7月，在老家郑州准备搬家，把老房子里的物件准备全部搬到深圳来。

天气炎热，疲劳心急，导致发病。

记得当天早上正常吃过早饭后，就开始感觉头晕，老太太自己走到家门口的某医院去看病，在诊室当场就吐了，喷射状的呕吐，当即就被收入住院，怀疑中风。

入院十天，进行了头部核磁共振、B超、脊柱X线、全套血液检查，等等，均未发现任何问题。住院期间，每天打点滴控制眩晕与呕吐，打了十天，也不知是什么病，最后就出院了。

2016年3月份，在深圳。

这一年的冬天异常寒冷，由于春节期间我生病，老太太伺候我可能比较辛苦，也担忧，可能又累着了。

4月份，天气转暖，可能老太太自己精神也稍微放松些，就又犯病了。

同前次一样，又是晕吐，体位一发生变化，就想吐。

鉴于之前医院检查毫无问题，我果断判断，中医是一定可以解决这个问题的。

怀着忐忑的心给范医生打了电话，范医生在坐诊的时间竟然接了电话，感激涕零。

迅速把老太太送至诊室。

范医生连忙让老太太先躺到诊床上，摸了下脉，当即在手、脚、头部，扎了几针，老太太迅速就缓解了症状，竟然是自己走出的诊室。

范医生提醒，担心是中风等因素，需要排除一下，下午便带老太太在香港大学深圳医院做了头部 CT 等全面的检查，仍旧没有发现什么问题。随即，范医生又给开了些汤药调理了一段时间，至今（2019 年 3 月）没有再犯。

范医生按：我还是喜欢这种方式记录病案，一方面医生记录或回忆病程，患者再从另一个角度叙述病情，两相结合，比医生单方面的描写要详尽真实一些。

总体来看，患者的描述十分简单，文字也是朴实无华。

可是当你真碰到这样的患者时，你就会感觉到一种紧急的气氛。

是的，那是急病，患者的精神状态，就是濒死的，感觉就是走到了生死关头。

这种感觉，用文字很难描述。

这里，无一不体现着一个字：急。

而这个急，在中医看来，与之最贴近的，就是：肝。

这是肝生出来的内风之症。

这个，确实是风。

因为我用了暖土御风法——近效术附汤。

这个方子，是治肝名家王旭高的经验，用于土虚生风。这是从药的方面验证了我当时的判断。

但更多的是在开四关穴后，患者症状当场缓解，这才真正坚定了我的信心。

关于四关，有广义的理解，与狭义的定位。

今天，我要分析的，是狭义取穴，即合谷与太冲。

但在讲这两个穴位之前，我想先讲讲肝的病理。

大多数书上讲肝的生理多一点，但对于肝的病理，专门论述的不多，所以我能参考的内容有限，目前翻得最多的，就是《西溪书屋夜话录》。

大体上讲肝的病理，分为三类，即肝气、肝风、肝火。

它们发病起来：

肝气可以侮脾、乘胃、冲心、犯肺；

肝风可以上冒颠顶、旁走四肢、内冲胸胁；

肝火可以目赤狂妄、淋闭疮疡、发痉发厥、小溲刺痛；颧红骨蒸、不寐烦躁、嘈杂善饥、头面烘热；往来寒热、呕吐酸苦、乳房结核、颈项瘰疬。

肝就像一匹野马，也是好战的将军，不能激，一激就横冲直撞。

什么东西可以激肝？很多，如人际关系、家庭气氛、天气或化学物品等。

压力大了，肝就反弹，它就要暴走，它要欺负人，它是风一样的男子，走得很快，今天它先克克你的脾，让你的肚子痛或坠胀；明天它乘你的胃，让你烧心吐酸水；后天它冲你的心，让你突然就心慌乱得要跳出嗓子眼；大后天它犯你的肺，让你气管有气冲到嗓子眼，又痒又难受地咳嗽。

肝要是亏损了，就像军队没有了饷，要哗变，一旦哗变，就成了匪，而且是流窜的匪。它上冲你的脑袋，让你天旋地转，反复呕吐；它也可以旁走四肢，让你经络牵掣麻木或者刺痛；也可以内冲胸胁让你胸闷痞满。

肝被围困郁住时，就会化成各种火：目赤狂妄、淋闭疮疡、发痉发厥、小溲刺痛；颧红骨蒸、不寐烦躁、嘈杂善饥、头面烘热；往来寒热、呕吐酸苦、乳房结核、颈项瘰疬。

总之，肝的病理，是像风一样，来无影去无踪。来的时候却要人命。

症状是多变的。

像本案之眩晕呕吐，即是肝风上冒颠顶。

肝气也好，肝风也好，肝火也罢，它们都没有明显的分界线，都是互相纠缠在一起渗透，你中有我、我中有你。

只要肝气郁了，就肯定化火，火热极了，肯定就生风，风一窜动，肝气也就来了。肝气在侵犯其他脏腑时，其实会间接地影响到肝本身的功能，比如克脾久了，气血化生不足，会让肝也跟着血亏，最后血虚也会生肝风，也会导致肝郁等。所以说，肝气、肝风、肝火，是一体的。

我说个例子，嗳气，大家知道吧？

很多时候，你治胃，比如用平胃散，可以治好；但也有一半概率治胃是没有用的，用四逆散或柴胡疏肝散去疏肝，反而有效。肝乘胃的情况很普遍的，很多女人一生气就"嗝儿"一口气嗳出来。这就是肝的气，加到了胃之上，而胃又通过嗳气把这个加在胃之上的肝气给排出去。

肝气可以郁到什么程度？可以郁到整个人像一个气球。

我在 2005 年时，遇到一个病人，是一位香港的老太太，60 多岁，白白胖胖，我在给她扎针时，在进针之前揣按她的穴位，发现只要一用力，她就"嗝儿"嗳一串气，我按一下，她嗳一口气。我问她，以前这样吗？她说，是的，全身哪里都是这样，只要一按，就会嗳气。她说了后，我还不信，就试着在她肩膀、手臂、大腿各处按压，发现果然如她所言，只要一按，就嗳一口气。

以当时我的阅历，自然是无法治疗这个病，也不明白病理是什么。

但是这个症状，却给我留下了深深的印象，哪怕过了14年，我依然清晰记得当时的场景。

念念不忘，必有回响。

事隔7年，我在阅读陈潮祖先生《中医治法与方剂》，在第十八章第二节的第二点"肝气郁结——调气疏肝"的病理分析中读到一句话："气机不畅，阻于少阳三焦半表半里，则胸、胁、腰、骶胀痛或用手按压全身任何部位立即嗳气等证见唉！"时，真如天降梵音，醍醐灌顶。

自此，我将这个病机，是牢牢地记在心中。

关于治肝的方药，大家可以去读《西溪书屋夜话录》，本篇想讲的，主要是开四关，即取合谷、太冲两穴，一般常用双侧，特殊情况不便操作时可取单侧。

合谷为手阳明经的原穴，泻之可清热泻火，补之可补气振羸。

太冲是足厥阴经的原穴，泻之可疏肝理气，平肝息风，补之可养肝血。

针刺原穴能调整脏腑气血，通达三焦气机，改善内脏功能，发挥其扶正抗邪的作用。

太冲为冲脉之支别处，与冲脉、肾脉脉气相应，故针刺太冲亦可有调理冲脉、肾脉之功。

开四关穴结合辨证分型取穴，或补或泻，具有镇静安神、健脾养肝强肾、调理冲任、扶正培元的作用。

合谷通常作为一个解表穴来用，比如肺经外感，病邪在肺，要出表，往外排，即通过经络将邪气排到表里经的表经之中——即手阳明大肠经，此时取合谷，就可解表，当然了，如果取手阳明经的商阳同样可解表，但是合谷为原穴，原穴可扶正，而且合谷的气感要比商阳强，当然要选谷了。讲到这里，可以理解为合谷解外风。

太冲，泻之可以平肝息风，补之养肝血进而息血虚所生之风，讲到这里，可以理解为太冲息内风。

两穴合用，可平息内外一切风。

那么这个组合就可以灵活应用于各科之中出现的风证。

案 3　眩晕案 2

任某，女，约 60 岁，2018 年 9 月 12 日初诊。

主诉：反复头晕 10 年。

现病史：发现高血压 10 年，伴头晕，近年来情绪波动大，易怒、易悲，四肢无力，手脚冰凉，左胁酸沉，口苦涩，胃纳可，大便每天一次，偏干，舌暗红、苔稍腻，脉弦。

诊断：眩晕。

方药：黄芪 20 克，桂枝 10 克，茯苓 10 克，牡丹皮 10 克，赤芍 10 克，桃仁 10 克，山药 30 克，薏苡仁 10 克，赤小豆 10 克，白扁豆 10 克，川楝子 10 克。

7 剂，水煎，每日 1 剂，早、晚分服。

温针 1 次，取穴：合谷、太冲、三阴交。

这仅仅是初诊的部分信息，并无任何别致之处。

可是我为何又要记录呢？

我给患者开了针灸，数次留针的时候，我得到了更多的信息。

其人敏感，易怒，好骂人，典型的肝气不舒。最后殃及家人。

身为其子，只能逆来顺受，最后，其子也是一身的病。

先插一曲，我是由其子推断出母亲的病情是肝郁的。

其子反复餐后腹泻15年，遇冷加重，伴健忘、多梦易醒，醒后难入睡，四肢乏力，盗汗，体瘦，两腮少肉，目光视人狐疑警惕。舌淡嫩苔薄，脉弦紧而长。在我的经验中，焦虑者多长脉，并有肾精不足。

当时我治他的腹泻，曾再三言明，这是由焦虑引起的。

他为公司高管，无升职压力，也无经济上的压力，所以在我说他是焦虑引起的，他并不承认。他上班也闲，还经常有时间去健身。

好，不用你承认，我就是按肝郁脾寒的路子治疗的。

温脾我用的理中汤加味：党参10克，炒白术10克，茯苓10克，干姜6克，胡芦巴6克，炙甘草3克。

7剂，水煎，每日1剂，早、晚分服。

疏肝用针灸，取穴：合谷、太冲。

我为什么肯定他有肝郁呢？

因为他身上多处韧带、肌腱有压痛，连头皮都有压痛，说是韧带、肌腱，但从中医角度来看，都是筋，而肝主筋。

理中汤，其实也有暖土御风的作用。

肝木久乘脾土，导致脾虚，当然也可能是因为饮食的偏好造成了脾阳不足。

经过四次治疗，他身上的压痛点越来越少，由每日三餐后腹泻，转为10到15天发作一次，仅在午餐后腹泻。

故守方继续治疗，直至恢复正常。

言归正传，由于其子的治疗效果，引出了这个病例，母亲来治疗眩晕。

其子的肝郁，正是由于母亲的长期施压而致。

再说母亲，为何性格乖戾？

她以前在配电站上班，还为配电站编写了安全操作规范。

配电站是什么样的工作环境，对于我来说，是一个未知领域。

留针的时候，出于对我的完全信任，把她的过往告诉了我，希望我能开出更对证的方子。

她工作的那个电站，是给某个辖区或市配电。工作内容就是电话传达命令。此前我从来不知道有这种职业。

她一只耳朵要听电话，另一只耳朵要听现场的反馈。同时还要一边记笔记。

哪边要的电多了，要指挥同事把开关电匣同时操作，一边的同事关电，一边的同事放电，我大概是这么这理解的。

这个过程，都是人工操作，不能出一点差错，要是一边慢了，一边快了，就会电死人。

几乎每年都有人在岗位上牺牲。所以，她们上班都是战战兢兢的。

而我的这个患者，她是亲眼看着要好的同事在岗位上没了的，昨天还好好的有说有笑，今天就天人两隔，她说"上班如上坟"。

因此，她每次接电话，都是精神高度紧张，生怕听错一个命令，从而害死同事。

这是她以前的工作状态。

现在科技发展了，电站都是自动操作，不再用手工了。真的要感谢科技工作者，也感谢电站的工作者。

由于长时间用左耳听电话，导致她的左耳时鸣，左肩僵硬，左胁酸沉，左腿麻痛，总之，左半身都不适。

而且在大约 10 年前，出现家庭变故，导致了她更加悲观绝望，工作、家庭的双重压力，后果就是她的血压直接升上来了。经过数次治疗，她的眩晕已经好转，但停药、停针后，仍会有反复。

我告诉她：一日她不能释怀，这病一日不得痊愈。

案 4　手脚冰凉胁满案

四关不仅可用于治疗肝风，也可治疗肝气。

一个女士，最近因为与男朋友吵了一架，出现了两胁胀满的感觉，乳头还痛，而且一回想起吵架的过程，情绪还是会激动，甚至出现了手脚冰凉的表现。

当时她找到我，我一问缘由，当即断为肝气郁结。

大家知道四逆散吧？本方用于阳郁厥逆证，临床应用以手足不温，或腹痛，或泄利下重，脉弦为辨证要点。

有些人的肝气郁结，就表现在手脚冰凉，她正好对上了号，按理我应该给她开四逆散的，但是当时她的情绪有点波动，这是肝风起来了，我觉得应该先息风，于是让她躺在了治疗床上，扎了合谷、太冲，以疏肝理气。针对这个病例，开四关即相当于给她喝四逆散。

扎上针，没多久，她的手脚就转暖了，而且还打了一个大大的嗝，胁下的闷满就松下来了，情绪也慢慢平和了下来。

起针后，她出现了气短的表现，这时我马上反应过来：一方面她是因为吵架后一晚没有睡觉，相当于熬了个通宵，熬夜是耗气伤阴的，自然会气短；一方面，扎针疏泄太过了，也会造成气短，这一点，用开四关的朋友要留意。

于是我又让她躺回去，扎了双侧的足三里用以补气，同时做温针。

烧完一段艾条后，再起针，她就感觉到元气满满了。

再后来，我碰到肝郁的需要疏肝同时又有气虚的患者，除了开四关之外，还要多扎一个足三里。

案 5　头痛并手足冰凉案

患者大概 38 岁，大概 10 天前（2017 年 12 月 17 日）找我看病，并不是看手足冰冷，是备孕。其实她在 2017 年 6 月曾来找过我开药，但她喝药会吐，吃不了药，所以这次就用了针灸。6 月份的诊断是寒凝肝经，就是肝的经络上有寒气。

按理说这种手足厥冷如果伴有肝经循行部位的畏寒、收缩痉挛作痛，多为肝经有寒气，方剂用当归四逆汤比较多，所以我选的穴位也是以肝经为主。按照直观辨证，辨证后我选大脚趾的大敦，这个穴针刺比较痛，然后行间、太冲、蠡沟，这是肝经的四个穴位，手上也选的是厥阴经上的穴位，有大陵、间使。

用的都是简简单单的厥阴经上的穴位。

当时我也并没有多想，因为她还有些头疼，之前开方也用了吴茱萸这些药，效果并不好。这次仅用了厥阴经这几个穴位，扎完后烧上艾条，起针后并没有特别的效果。

因我隔天上班，所以就让她隔天来复诊。第二次扎的时候，问她怎么样，她说头好像没那么疼了，她的头疼大概有十多年了，总是闷闷的疼，有时候晚上疼得吐。手足冰冷只是她众多症状中的一个，但她并不是看这个，而我主要是想给她调理备孕。因她说扎针后头没那么疼了，就继续守方。每次扎大敦穴特别疼。

再隔了一天，第三次我继续守方，扎针后烧上艾条。扎完后她说头又见轻了，好久没有这么轻了。

第三诊的时候她的手已经开始暖了，脚还不是很暖。到第四次的时候，我给她扎了腰上的穴位，温肾的穴位，因为她脚凉。一般脚凉多多少少有些骶髂关节方面的小小错位，骶髂关节错位的人容易脚冰凉。我没有采取整脊的手法去弄她的骶髂关节，而是采取针刺的方法，通过改变她的肌肉力量来自我调整骨盆的方式。

腰上扎三焦俞、肾俞、气海俞、关元俞，隔了一天又扎了这几个穴位，扎完后她的脚不冰了，但是还没有到暖的程度。

今天（2017年12月27日）来的时候她告诉我，头不疼了，好几天都不疼了，是十几年来从没有过的清醒。原来是不知饥的，到饭点强迫自己吃饭，但现在能感觉到自己的胃在消化，有饥饿感了。

脾胃一直受到肝的相乘，肝不仅寒而且有邪气，有了邪气就会乘脾土，乘了脾土人就没有了食欲，食欲差，到了饭点不想吃饭，通过疏肝之后，疏肝不仅仅是肝热可用，肝寒也是可以用的，脾胃开始恢复了动力，手脚也开始暖了，头也不痛了，这肝经寒邪之气疏散完了人就轻松了，哪怕是扎针疼患者也来坚持扎，这是效果让患者有了信心。其实，在第一次扎的时候并没有想过有这么好的效果，因为我没有去扎她的头，她十多年的头痛，只是通过调理肝的经络，头痛就没有了，这实在是太让我觉得意外了，但一切又在情理之中。那句话怎么说来着：古人诚不欺我也！

从来没想过，单纯的扎针，不是头痛医头，就是根据辨证论治，辨完是肝经的问题，就选取肝经的经穴扎上针，当然扎针完我肯定是行了手法，保证每个穴位都有得气，再烧上艾条。没想到她的效果这么好，仅仅5次，今天（27日）是第六次，就能达到这么好的效果。她整个人神清气爽后，身体就开始自我修复了。

案6　心悸、头痛案

2018年6月25日，一大早，一个老患者联系我，问能不能来扎个针？

我说："周一人不多，来吧。"

她说："早上跟老公生了气，现在心慌、头痛，根本没办法上班，先来扎个针，把症状缓解了再上班。"

一见面，就感觉到她的风风火火。

我一看情况，先处理吧。她整个人，给我感觉就是一个气在上冲的感觉，气呼呼的。

扎什么呢？

合谷、太冲——开四关，这是治疗肝气最出名的配穴。

合谷清热散外风；太冲疏肝息内风。

扎上针，她就接着说："今天跟老公吵了一架后，开始出现这个症状，感觉胸闷气短，吸不进气。"

我说："我感觉到了，脉都是浮弦的，你的气在上冲，郁而化热，上攻头目。气在上冲，自然无法正常纳气。"

她头面发热，但是脚却是凉的，很明显的上热下寒。气全跑到上面了，下面的热量自然就不足。

我说："再扎一下血海，把你下肢的血，疏通一下，这样你在上面的热气就能下来。"

扎上血海得气后，稍捻转几秒即拔针。起了血海的针后，我又在她两条大腿上沿脾经、胃经，由上往下轻轻拍打以引气下行，让头面的热气下沉。

合谷与太冲的针，则一直留着，并每隔10分钟行一次针。

大概留针10分钟左右，气感开始出现分流现象。

手心开始往外冒热气，随着热气的外放，头面部的热感开始下降，头痛开始缓解。

足心开始往外冒凉气，随着凉气的外放，下肢的温度开始上升，原先冰凉的脚开始转暖。

大概留针40分钟后，心悸与头痛均缓解。

下午随访，患者说好多了，起码呼吸是连贯的。

所以，无论用药还是用穴，辨证施治是灵魂。

用针，要入神，感受患者的气机转向，顺势取穴，就达到阴阳自和的目的，医者心态越平和，越能感受气之阻滞。

本例，我并没有做太多的补泻手法，都是平补平泻，只是我的指力够大，催的气够足，随后，气攒足了，就会自己找路走。这些气一般都是往手心、脚心走，手心一般走的是湿热——冒热气加出汗；脚心走的是寒气——往外嗖嗖出凉风——排完气脚就会转暖。

整个行针过程，用的是张缙老的虚搓法，就像动漫人物鸣人搓螺旋丸一样，搓够了，经气自己会走。

调肝的穴位，并非只有合谷、太冲，在八脉交会穴中还有一对：内关、公孙。

内关归于手厥阴心包经，本身就具有镇惊安神、清心除烦、理气散滞、通经止痛的功效，而它又是络穴，通往三焦，可调整三焦平衡。内关还通于阴维脉，而阴维脉与足三阴经并会于任脉，还与足阳明胃经相合，这些经脉均循行于胸脘胁腹，故"阴维为病苦心痛"。此外，内关治心痛，范围应该不限于心，实指心、胸、胃、胁肋。心痛、结胸及胃、胸脘满闷，胁下支满，腹中结块等，这些病证，常有痰象，心包是个空腔，尤其容易纳痰，而内关有化痰的作用。

可见内关穴的治疗范围极广，绝不仅仅只治心脏的问题，且心包经与肝经为同名经，可以同调厥阴之风，但又有一些区别，后文再讨论。

公孙归于足太阴脾经，又络胃经，通于冲脉，所以具有通肠和胃、平冲降逆之功，可以治疗脾、胃、肠、腹、胸、膈疾患，主要体现在气机不利，运化失常，浊气不降，胃气上逆之实证。

两穴合用，能理气降逆、通肠和胃、宣通上下，常用于心、胸、膈、脾胃、肝的疾患，如心悸胸痹、胸腹胀满、呕吐呃逆、胃脘痛、痢疾等消化系统病证。

我对这两个穴合用的理解，就是相当于温胆汤的功用，凡是痰热在心、胸、胃之间，具有上逆之象的，就可用之。

比如，梅核气，我在门诊遇到的患者很多，这个梅核气不像是平常那样咽部有痰咳之不出、吞之不下，是那种有气顶在咽喉，像被人掐了脖子一样，有时影响呼吸，若发作严重，甚至有濒死感，这个都不知道能不能诊为梅核气了。

2018 年，我治一例男性患者，从云南楚雄来的，就是治疗这个咽喉异物感，困扰了他有十年之久。找到我后，我就说试一试针灸，就是扎的内关、公孙，温针法，烧完艾条起针后，这个感觉就消失了，速度非常快。

其实这个是冲脉病，冲脉的气异常上冲，形成了风痰阻咽，正好公孙可以降逆，而内关又可以化痰。

你看，这个风痰，其实也是厥阴病。气上冲，就是风象，我没有用合谷与太冲，用的是内关与公孙，主要原因，就是看有没有夹痰，且气上不上冲。

对比下来，合谷、太冲以息风为主，无论内风、外风，或周身游走的风，或上冲的热，都可以调理。

而内关、公孙，则是以上冲的风夹痰为主，且部位比较局限，定位在心胸、咽喉、食管、胃。

案 7 外感头痛案

2017 年 11 月 6 日患者的记录：

都说周一是上班狗状态最差的一天，的确如此，才上午十点半我就感觉自己坐不住了，请了假直奔范医生工作室。

从周日下午开始，我就明显地感受到自己类似感冒前的一系列症状，头晕，困，腿脚无力，肌肉酸痛，对自己体质差深有自知之明的我迅速地注意了自己的一系列保暖措施，并且早早睡觉休息，然而，我仍然没有扛过周一的上午。当我又开始头疼了，我知道自己这次是扛不过去了。

见到范医生，我简单地描述了一下我的头疼，对我的体质相当了解的他立刻制订了针灸治疗方案，没有半句废话，就开始了治疗。

老实说，这一过程之快，我甚至都来不及体会和记住他操作了些什么。

依稀只记得他在我的后脑、手腕、脚背刷刷刷扎了几处，每针下去都感觉通电一般酸麻，懵呆的我都还没来得及反应，他已经叫我站起来了。当我描述了一下头胀的方式由戴了一个头盔一般的整体的胀转向了由太阳穴往两侧走的胀，他又以迅雷不及掩耳之势在我的左耳上刷刷刷来了几针。

然后范医生酷酷地说："好了，你体会体会。"

我当时的感受大概这一辈子都不会忘记，头是不疼了，但是好冷，彻骨的冷。

深圳二十多度的天，我穿着不薄的外套，还浑身起鸡皮疙瘩打冷战。

我告诉了范医生我的体验，他说好吧，最后来一针。

只见他拿出了一根十厘米长，还很粗的，类似于容嬷嬷扎紫薇那种针，我感觉自己内心弱弱地打了一个哆嗦，还没来得及表达这针太恐怖了，他就已经扎到了我左手手肘关节处，配合着他的手法捻动，我感觉自己后背噌地热了起来，之前的寒意完全消失，取而代之的是从后背漫开的暖意。我说，我不冷了，范医生继续很酷地说："嗯，小心不要着凉了，你可以走了。"到此全程也就 10 分钟，最多。

离开诊所后，我感觉自己浑身暖洋洋的，像带着一个小暖炉，舒适惬意。后来范医生解释说那一针叫烧山火，起到了让我发热祛寒的作用。略懂针灸的朋友告诉我说这可是非常了不起的技能呢。

这把热情的山火的余威也是厉害厉害的，从周一下午开始，我开始感受到有两股热气从我的脚底汩汩往外冒，像两口泉眼，呼呼呼，突突突。这种奇异的感受一直持续到周二上午。至此，我头痛没有复发，人也觉得轻松不少了。

由衷地想夸一下酷酷的范医生，每次针灸体验都让我觉得无比惊艳，只有长期头疼的人才明白能够迅速止痛对患者来说简直是重生一般的解脱。更想由衷地为老祖宗留下的瑰宝打 call，不管对中医持反对意见的声音有多大，我就是要坚定地做一个传统文化脑残粉，我骄傲我自豪。

范医生按：对患者越熟悉，用药取穴就越准。很多老患者，我了解其体质，只要下药用针就有效，因为我知道他们的生活习惯、工作状态、饮食偏好，甚至家庭是否和睦。

同样，这个患者我了解，原因有以下几点：其一，她曾经是我的学员，对我的学术思想有一定了解，也对我充分信任；

其二，经常整理我的文章，知道我的医嘱；

其三，认识她近一年，对她的了解很多细节已经不知不觉印入脑海。

她是金融界人士，工作强度极高，每天像打鸡血一样，烧的是肾水，久而久之，阴虚阳亢，肝火上冲，轻则头痛，重则冲心犯肺。入夜面易通红，即是指征。肤白，怕冷，有卫虚的一面。

在这天之前，她已经在服用滋阴潜阳的方药。

这次发作，我断为外风引动内风。

先取风池，针后得气行捻转手法 10 秒，目的是外风、内风一起解除！（局部取穴原则）头胀减轻。

肝气下降却横逆犯胃，出现恶心欲呕，取内关、公孙行捻转手法 10 秒，降逆止呕，恶心感立除。（八脉交会穴取穴原则）标症已

除，换治本，滋肾水清肝阳，取复溜、太冲，留针 1 分钟，起针。（五输穴辨证取穴原则）

此时，可能是行针手法过程中，毛孔张开，微受风寒，或者是里证方抚，表证显露，出现太阳穴处偏头痛，取耳穴太阳点，点刺，痛除。（耳穴病灶反射点取穴原则）

随后出现恶寒，如坠冰窟，瑟瑟发抖，急取左曲池，行郑氏热补法三进一退，15 秒，热生寒除。（常用穴辨证取穴原则）

此时，表里皆除。随访，风池、后背一直有热感在逐渐往外排两日肝之邪火。

她的经络如此通畅，是经我治疗疏通过的结果。

此次治疗，虽只有近 10 分钟，却是我十余年经验的集中展现。表里同病，很容易按下葫芦浮起瓢，所以学中医，基础功一定要扎实，要灵活取穴，我用的，都是当年课本上学来的东西，没有一点虚的。

当然了，这个医案，是我选的漂亮的医案，我能发表失败的医案，也可以发些漂亮的医案，我不藏拙，也不炫技，实事求是，有一说一。并不是每一个患者扎针都能有如此漂亮的效果，必须是天时、地利、人和都处于最恰当的位置，合适的人、合适的病、合适的针、合适的手法才能成立，可以说是可遇而不可求。

这个案子就是一件完美的行为艺术作品，至少我这么认为。在当时的情况下，也只有我和患者才能体会这种艺术了，不可复制，一过而逝。趁记忆犹新，赶紧用文字记录下来，变成文字作品。行为作品，不可停留；文字作品，可参观瞻。

此类针灸医案不少，都是当下即兴取穴，过后便忘。极少碰到能用文字准确表达的患者，而我又能记得从旁解说，这个医案，尚算完整。

平素门诊，大多都是采用使惯了十几年的温针疗法，而本例是轻症，表证，患者正气又充足，稍用针刺开个孔，邪气就可以排出去了。

这个案中，在穴位变换的过程中，我就用了内关、公孙。

案8　肩胛综合征案

在调肝的过程中，我遇到过一种症状比较特别，就是在肩胛骨内侧缘与脊柱之间（我称之为肩胛骨缝）的肌肉酸痛，与现在常说的肩胛综合征重合。

肩胛综合征，也可以称为肩背综合征，是肩部及肩胛周围肌肉和韧带劳累后造成的酸、疼、沉等症状。

在临床中，经常会有灵机一动的时候。

2018年，有位从外地来看病的患者，不记得她是什么病了，那段时间她一直住在深圳，隔天就来针灸，有一天，她就说肩胛骨这一块痛，能不能给扎一下？

我说："你这不是肩胛骨的问题，是肝的问题。"在那些天的针灸过程中，有闲聊，得知她是跟家公、家婆、姑姑住在一起的，跟小姑子闹矛盾，老公几乎没有向着她，于是她有气，所以我判断是肝经的问题。我说："我给你扎蠡沟穴。"

有时候临床的灵感就是这样在电光火石之间产生，然后我一扎，她的肩胛骨处的疼痛在一瞬间就消失了。

事后我就思索这个穴位的作用。

蠡沟穴，肝经的络穴，可以梳理整条肝经的横生络脉。

久病入络，络脉的小循环要靠络穴去打通。

自此案后，数年之间，我在治疗肩胛骨与脊柱间的夹缝，及环绕肩胛骨、肩井处，以及颈肩至耳后等筋肉作痛，常取肝经络穴蠡沟穴（蠡沟的取法，与教材不同，在小腿内侧正中线上，约在三阴交上2寸，具体参考王居易前辈的《经络医学概论》）。

我把这个经验传授给了数十个学员，她们用手指按压，也可以取到明显的效果。

这几年我一直在纠结蠡沟穴的定位，查阅了非常多的文献。

蠡沟在内踝尖上5寸有三种定位：①在胫内侧面正中央；②在胫内侧面近内侧缘；③在胫骨后缘。

①和②均在骨面之上，针无法直刺，而"穴"应该在有凹陷处，方能称之为穴，骨面不能形成凹陷，所以我认为不成立，①和②应该是"蠡沟络"所经过，是络脉，不是穴。而③可以直刺，这个地方参考王居易前辈《经络医学概论》，应该是脾经所过。

所以应该有第4种定位，即按王老的书中所言：在内踝上5寸，于趾长屈肌和比目鱼肌之间（图8）。

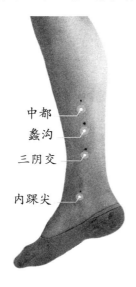

中都
蠡沟
三阴交
内踝尖

分布于小腿内侧正中线上
内踝尖上三同身寸为三阴交
三阴交上两同身寸为蠡沟
蠡沟上两同身寸为中都

图8　蠡沟

想要方便操作的话，就直接在三阴交穴直上2寸处，揣寻肌肉缝隙即可直刺，可捻转催气或温针。

我坚定地支持王老的定位，是因为我在临床几年中有数百次应用蠡沟下针即效的经历。

回过来再讨论肩胛骨这个位置:

手太阳小肠经是绕肩胛骨的;

手阳明大肠经经筋不仅绕肩胛骨,还过肩胛后夹脊;

因大肠、小肠的下合穴均位于足阳明胃经上,故调理胃经,可以同时达到调理大小肠的作用。

综上,叶天士《临证指南医案》谓:背为阳明之府。就是说背出现问题,可以从阳明去考虑。

有时候阳明的问题,并不一定是阳明真出了问题,而是因为厥阴来乘。

厥阴风木易乘阳明燥土。

足阳明胃经,主润宗筋,而足厥阴肝经,又主身之筋膜。

两者关系非常密切。

肝要主管好筋的束骨功能,一定要有阳明的土膏来滋润,如果阳明虚,就失去了润性,则肝木会因之动摇而生风,即土虚生风。

这个风会来乘阳明,阳明一旦受乘,常见肩胛骨与脊柱间的夹缝牵扯紧绷酸楚作痛,只要疏泻肝木,则阳明不受乘,肩背即不作酸痛。

案 9 肩背痛案

田某,女,33 岁,曾是羽毛球运动员。2018 年 9 月 5 日初诊。

主诉:肩背痛两年。

产后肩背痛两年多,无论是按摩,还是艾灸,或者局部针灸,都改善不明显。

同时,咽部总是有很多痰,而且瘙痒,有明显的梗阻感,有时伴右侧偏头痛,而心下时不时有气鼓起来,入睡困难,上楼梯腿酸,舌淡嫩苔薄,脉紧细。

我用了什么穴位？按上述的原理选穴：

1. 肩背痛，用蠡沟；

2. 咽部的气冲梗阻感，用内关、公孙，心下鼓包也正好符合心胸胃的定位。

三个穴位，全都温针。

第七天后复诊：整周后背都不再作痛，而且心下不再鼓起气包，咽部的梗阻感也明显减轻了，仍有轻微的瘙痒。

因背不再作痛了，这次没有再扎蠡沟：

1. 仍选内关、公孙。

2. 我认为她是产后气血不足，应该补益气血，加针足三里补气、血海补血、三阴交补肝脾肾。

第十四天后三诊：适逢经期，血室空虚，血虚不能养筋，肩背痛，并且左肩畏风，自觉肩关节骨缝有冷气冒出。

我认为是血虚受风，应该加强养肝血并祛风。

一选用合谷、太冲，二选用足三里、血海、三阴交。

第二十一天后四诊：症状改善不明显，再一次出现气上冲，咽喉再次出现梗阻感。有疲乏、头晕的感觉。睡眠虽然得到了改善，左肩冷感减轻了，却仍然畏寒。

我认为尽管气血稍有恢复，但是抵消不过月经的消耗，再次血虚生风又生痰，出现了咽部梗阻。

选用内关、公孙治咽部梗阻感，足三里、血海补益气血。

第二十八天后五诊：气上冲感消退，咽部没有梗阻感，肩部畏风也明显改善，但是又出现了一个新的症状，即自觉身体内部有气在游走乱窜，窜到胃的时候，会引起胃胀，而且肚子时不时会鼓起一个球来，像胎动一样。

这是肝气，是典型的肝气。

选合谷、太冲、蠡沟先息肝风；血海、三阴交以养血为主，治风先治血，血行风自灭。

第三十五天后六诊：已无游走性疼痛，上诊针后即无腹中鼓动，只因近日过食甜食，咽中生痰，但并无梗阻感。

选穴守方合谷、太冲调肝，丰隆化痰。

后随访两年，背痛无反复，腹中鼓动亦无反复，咽部异物感亦无再反复。

这个病例，所有症状，都围绕着肝来调理，只是侧重不同，所用的配穴稍有变化，络病背痛用蠡沟，风痰用内关、公孙，肝气用合谷、太冲，血虚用足三里、血海、三阴交。

只要随证用之，效果非常可靠。

案 10 焦虑症案

这是一个比较奇特的案例，也是我并未取得完全成功的案例，但是思路上我认为是没有问题的。

患者为女性，56 岁。

进来的时候呢，话比较密，比较焦虑，有点像更年期的表现。

她的主诉是什么呢？

说她右半身的肌肉萎缩，尤其是颧骨部位的肌肉萎缩。右侧头部发紧，自述自己的右侧斜方肌、肩胛肌等肌肉萎缩，自己手臂的肉也是塌陷下去，右侧腋下、胁下、腰部、臀部、大腿、小腿一路下去，她自己觉得右半边肉都是萎缩的、变小的。连右侧的耳朵都是变小变薄的，因为左右耳朵的大小不一，导致口罩都戴不稳。

她的主诉一直在说右半身的肌肉萎缩，可我目测却看不出来。

我让助手去看，她也觉得看不太出来。

但是患者的主观感受很强烈，非常在意这件事情。

这件事已经让她有强烈的焦虑情绪了，说的都是车轱辘话。

我不由得要追溯一下病因：

40多年前，还是小学生的她，右颧骨长了一个小疔疮。因化脓到医院做了治疗，治愈后，疔疮部位的肉就有一点小塌陷，但是也慢慢长好了，不过留下了一个后遗症，就是右侧的面部一直觉得发紧，有牵扯感。

这个感觉一直持续了40多年，但是一直也没有怎么治疗，也不了解可以怎么治疗。

直到2016年，50岁左右的时候，出现失眠，到某医院去做针灸治疗，然后失眠治好了，她发现针灸的疗效不错，就想可不可以治疗她面部发紧的症状呢？

于是约了医生，准备做面部的治疗。

一开始医生是在面部做针灸。

先是在面部扎针，头一两次，感觉好像有点轻松。

但往后，就越扎越重。

而且发紧的范围在扩大，随着这个范围越扩大，医生给她扎的针就越多，慢慢地从头到脚一直扎下去，全身要扎上40多针。

慢慢地，在扎针的时候呢，她就每天反馈自己的肌肉在萎缩，从环绕肩胛骨的肌肉开始萎缩，就这样连续扎了60天，萎缩一直蔓延到头面，再从头到脚，一路萎缩下去。

给她做治疗的医生也紧张了，看着她的脸一边变小，就不敢扎了，让她找找别的医生。

停止治疗后，从2016年到现在过去了4年半了。

大体听完她的叙述，我知道怎么回事了。

起点是从肩胛骨开始，那么我就要从这里开始论治了。一个肩胛骨上面的论治，相信很少人会从这个角度出发。

这个跟我上文讲过的肩胛骨缝痛是一个机理。

阳明一旦受乘，常见肩胛骨与脊柱间的夹缝牵扯紧绷酸楚作痛，但像本例病案中，发展到萎缩的，我还是第一次见，算是严重病例。

为什么会发展至此？

这个要从对穴位的功能上去认识。

穴位，一方面可以调节经气，另一方面也是邪气进出人体的孔穴。

既然邪气可进可出，那么在卫气不固的情况下，扎针开穴过多，会不会让经气也从穴位中流失出去呢？

我认为是有可能的。

一旦经气流失过多，则经脉必然失养，连带相应的经筋也会失养，失养则萎缩，这个是很正常的现象。

很快我就定了治疗方案：恢复经脉中的气血，尤其是阳明经的，因为治痿独取阳明，要恢复阳明润宗筋的作用。

肌肉萎缩，脾主肌肉，对应的也要取脾经的穴位。

最后，要取一个肝经的穴位，让厥阴与阳明之间，不要牵制，肝风易让肌肉收紧，扎肝经，可柔肝而不乘阳明。

根据以上原则：胃经取足三里，为补气大穴；脾经取血海，为补血大穴。两穴气血同补，可以让经气很快得到恢复。

第三个穴位为蠡沟穴，肝经的络穴，可以梳理整条肝经的横生络脉，久病入络，络脉的小循环要靠络穴去打通。移至此处治萎缩，也算是发挥作用了。

我用的是温针法，在三个穴位扎上针后，在针柄烧上艾条。

在烧艾条的时候呢，她就感觉到有股热流，从脚一直往上走，上到头面部。

第一次治疗，起针后，她就觉得面部发紧的症状稍微有所缓解。

隔了一周再做第二次治疗，她又说再缓解了一些。

一直做完 4 次治疗，也就是一个月后，她说肌肉紧绷几乎感觉不到了。

右大腿的肌肉、小腿也丰满了，原来塌陷下去的血海穴，也鼓起来了。

斜方肌和肩胛肌，已经正常了。

助手问她：你用皮尺对比过吗？

她说早就用皮尺量过了，左右的肌肉对称了，一样大了。

现在口罩可以戴稳了。

体重由原来的 86 斤，已经涨到 87 斤，长了将近 1 斤。

有了前后对比，就确定了她之前所说的肌肉萎缩，是真的肌萎，而非她的焦虑症状，是不适感让她焦虑。

前后仅一个月的治疗，让病情得到了明显的缓解，主要得益于对"背为阳明之府"的深入理解，以及对于虚实的把握。

这是一个以虚为主的病症，以足三里、血海补气血，让经脉得到休养，再用蠡沟去疏通络脉，气血很快就可以灌注到经筋，肌肉也就恢复了。

第五诊时，患者感叹：为什么才扎三个穴位，却可以取得这么好的疗效？

很多人对于针灸的理解过于片面，总认为扎得越多越好，这个要因人而异。

总体上讲，扎得穴位多时偏泻，扎得穴位少时偏补，但这不是定论，是大多数有这种反馈。

这次能这么快缓解患者多年的问题，主要还是幸运，幸运的是我一直去深入理解蠡沟穴，对一个穴位抓着不放钻研了 4 年，也得益于，前面扎过 N 例肩胛骨痛的患者，让我积累了经验。

不过这位患者，因为注意力一直在面部发紧之上，停针后一个月，又再反复，后再扎这三个穴位，又可以马上缓解。

这是一例让人无法定性的病，到最后，我还是分不清，她是焦虑，还是真的肌肉萎缩。说是焦虑，因她是一直表现出焦虑，要说肌肉萎缩，肉眼又看不出来，但她用尺子量，又确实有变化，体重也有变化。

案11 手足冰凉案（伴有乳腺增生）

某日，我在助理的朋友圈里看到一条留言，有一位患者说，范医生治好了她三十多年的手脚冰凉以及乳腺增生。

对此我竟毫无印象，于是查出该患者姓名，从文档里翻出了她的记录。

某女，37岁，初诊：2017年11月1日。

主诉是停经半年，并非留言时的手足冰凉。

原本她的月经是淋漓不尽，去医院看，医院的治疗方案是放置节育环。放了环后，月经就不来了。

同时她手足冰凉长达三十余年，冬天尤其严重，夏天遇空调环境亦凉，但是到室外气温高一点的地方又是手心多汗。

另外，还经常面部长痤疮，大便稍干硬，舌淡嫩苔薄，脉偏沉。近期体检发现乳腺增生及子宫肌瘤。

闭经疑与放环有关；原本月经淋漓不尽与肝经外寒内热有关，外寒则收引凝血，内热则行血，双重矛盾之下，经血欲收欲行而成淋漓之势。

手足冰凉确实是外寒，痤疮又确是有内热。

脾阳不足、肾阳不足均可出现手足冰凉，为何又认定是肝寒？

因为患者就诊时声音洪亮、语速偏快，数次就诊期间得知其家庭内部偶有摩擦。

又发现乳腺增生，生气时有乳房胀痛，并牵扯至腋下手厥阴经所过之处作痛，令之难以抬手，所以认为这是厥阴经病变。

手足冰凉可选当归四逆汤加减，又因痤疮再添清热化湿之药，

范医生的针言灸语
——针灸临证思维实战解析

再加活血化瘀、疏肝解郁之类：

当归 15 克，细辛 6 克，鸡矢藤 10 克，桂枝 10 克，炒白芍 15 克，炙甘草 10 克，大枣 15 克，苍术 10 克，生石膏 30 克，泽泻 10 克，党参 15 克，三棱 15 克，莪术 15 克，青皮 20 克，金钱草 30 克，枳壳 10 克，枳实 10 克。

7 剂，水煎，每日 1 剂，早、晚分服。

11 月 10 日二诊：手脚皮肤摸之还是冰凉，服前方排便更加顺畅，舌脉变化不大，守方加味：

当归 15 克，细辛 6 克，鸡矢藤 10 克，桂枝 10 克，炒白芍 15 克，炙甘草 10 克，大枣 15 克，生姜 10 克，苍术 10 克，生石膏 30 克，泽泻 10 克，党参 15 克，三棱 15 克，莪术 15 克，青皮 20 克，金钱草 30 克，枳壳 10 克，枳实 10 克，青葙子 10 克，制首乌 15 克，玉竹 15 克。

7 剂，水煎，每日 1 剂，早、晚分服。

这次我认为仅服药，力量不足，应该辅以针灸，选穴以手足厥阴经为主：间使、太冲。

内热要通腑气，用天枢；

内寒要温肾，用气海；

补肝要先养肾，用复溜、太溪。

以上穴位均用温针法。

隔了两天，她告诉我扎了针后，原来不能抬起来的手，现在可以抬了，腋下没有牵扯感了，而且手脚冰凉也得到了明显的改善。

于是在此方案下调理 1 个月，手脚转暖，乳房不再作痛，但是却又出现入睡前心慌害怕，而且易饥饿。

这种心慌易饥结合前面取效的方药可以判断是脾胃气血不足，于是用归脾汤加味调整处方，调理期间如遇到上火了，再合入温胆汤，而且针灸选穴仍以厥阴经为主，五到七天针灸一次。

取穴：间使、大陵、曲泉、中都、蠡沟、三阴交、太冲、大敦，除大敦外，其余穴位均行温针法。中都、蠡沟两穴的定位，按王居易教授《经络医学概论》所定。

到了最后，心慌、易饥好了，就以纯针灸调理，疗程间隔不固定，持续调理至次年7月，前后耗时8个月，她就没有再来了。

慢慢地我就忘了这个事了，时隔两年，她通过助理的朋友圈留言反馈，我才得知，她乳腺增生已经消了。我又让助理问了一下，她说子宫肌瘤还在。

这个病例给我的启发，乳腺增生跟肝的关节是十分密切的，仅扎厥阴经，就可以取效。另外，治疗不能心急，以改善体质为主，像剥洋葱一样，先将周边的症状一点一点改善，慢慢地总会去掉病根。

本案治疗平平无奇，没有什么出彩的场面，也不惊心动魄，就是在不知不觉中，患者的身体一点点地走向健康，所以有时候治病既不是我们想的那么难（选穴简单），也不是我们想的那么容易（难以坚持）。

对证后面的坚持，太难了。

难坚持，一个是经济原因，一个是吃药怕苦或扎针怕痛，一个是极缓慢的疗效，都会让人信心受挫。

所以我学会了坦然面对。能治好的，都是患者有运气；治不好的，都是范医生没水平。

案12　乳房胀痛伴手脚冰凉案

乳腺疼痛，痛的时候来找我，我非常有信心的，基本当场就能止痛，一般我首先选取的穴位就是乳腺反射区（按李柏松先生八字治疗法，即上病下取、左病右取、前病后取三个原则。以躯干为一个整体看，第一步乳房在上，下取则在两少腹处；第二步左病右取，即左乳房取右少腹、右乳房取左少腹；第三步前病后取，即少腹后取，应在后腰上，这时将乳房想象成长在后腰上即可，即右乳胀痛，扎左后腰；左乳胀痛，扎右后腰），扎上的时候，乳房胀痛瞬间就能松懈下来，这是一个很奇特的反应，并不完全按照经络来取穴，这是对应点反射区，都有效，如果在此处长期扎针，我认为是可以治疗乳腺增生的。

这个其实就是缪刺巨刺法的变种，出处还是《灵枢经》。

像哺乳期乳房胀痛，或乳腺炎，扎后腰，效果就很好。

有一次，来了一位女士，乳房胀痛，又手脚冰凉，我想着先处理急症，就扎后腰，等扎完之后，乳腺疼痛就缓解了，但还有点胀痛，让她翻过来再扎别的地方。

乳房胀痛，大多肝气郁结，这位女士同时伴有手脚冰凉，明显就是四逆散证（手足厥冷伴有肝经循行部位气胀作痛，左关脉独大如豆，多为肝气郁结），需要疏肝解郁，只要疏肝解郁乳腺就会不痛了，手脚自然也不冰凉了。

这个手脚冰凉是因为气郁，阳气被闭在里面出不来，所以手脚冰凉。这可不是寒，你得把肝气给疏通，通了之后她手脚自然暖了。

这位女士当时是手脚冰凉的，厥阴经上我扎了四个穴位，小腿的蠡沟穴（我是按照王居易老先生的取穴方法，蠡沟的位置与教材不同，是在三阴交上 2 寸，而非在胫骨面上）、手臂的间使穴，扎上针后烧上艾条。同时还在肚子上扎了天枢，天枢是沟通上下的一个穴位。天枢，枢纽，就在肚脐旁边，把人分成两半，它是交通上下的一个地方，让气上下流转。

间使、蠡沟、天枢扎上之后，气就能够上下扭转，扎上针，温针进行到一半的时候患者就说手脚开始暖了，拔完针后手脚就很暖了，乳腺也完全不痛了。

不会扎针的用揿针在这些穴位也行。

案 13　漏证案

2016 年看了一位垂体瘤的患者，有头痛，月经稀发，又淋漓不尽，泌乳素也高，伴多囊，按她给我留言的说法：

从高三开始月经紊乱啊，查出高泌乳素，查出垂体微腺瘤-卵巢呈多囊化，月经爱来就来，在后背长皮脂腺囊肿。吃激素药还不见好，去医院去到怕，一度觉得好绝望，总觉得自己年纪轻轻，才23 周岁的咋就那么多事，经常崩溃大哭，也不知道如何是好。2016年6月吧，瞎搜的微信搜出范医生的公众号，觉得这个医生讲话好有趣耿直 boy，医案分析得好有意思，还通俗易懂，反正很厉害的样子，决定试一试。第一次见识针灸的神奇，很奇妙，还在中药调理中，希望也能在范医生的手下康复，回到正常人的生活，想着好了一定也要分享下历程。

我一边给她开药，一边针灸，没有管是否有瘤，我只管辨证论治，但行辨证，莫问疗效。

半年左右，她复查 MRI，瘤子小了 2 毫米，这个微不足道，主要是身上的斑淡了，月经越来越正常。

给她选的穴，以厥阴经上的穴位为主，如大敦、太冲、蠡沟、中都、大陵、内关等，不是全都扎，每次换着扎，针柄加艾条以散寒。一开始是为了调月经，我都不知道她身上有斑。

几个月后，去医院检查，内分泌的问题有所减轻。月经时好时坏，反反复复，但是，脸上的斑淡了，手背上的斑消失了。

直到 2018 年 12 月她给我留言，说是孕 9 周了。我是真的欣慰，我只是尽了自己职业本分，从来不大包大揽，从头到尾我都直言，没治过，试试看，心里没有底，但有谱，只要辨好证就对了。方向对了，总能走到终点，至于什么时候到的，可能是得听天了。

后来我得知她孩子顺利出生很健康，现在都三岁多了，而且她自己也走上了自学中医的道路，祝福她。

那么针灸能不能治好垂体瘤呢？

尽管我没有治好她，仅仅是瘤体缩小了两毫米，但我不怀疑，如果她能长期坚持下去，是可以治愈的。

我想起美国有位中医师，叫陈照，他有一本著作叫《易理针灸学》，他选穴的易理原理过于复杂，我觉得不必浪费时间学习，研究一下配穴的归经即可，但他这本书中的117例纯针灸医案很宝贵，书中最后一个病案就是脑瘤。

这个病案的初诊日期是1998年5月29日，该患者叫郭树德，男，75岁，脑部有肿瘤压迫，在当年的2月开始，就耳不能闻，口不能言，肢体无力瘫痪。

从5月29日开始到7月10日为止，一共扎针16次。

我看书中的选穴：胃经的陷谷、解溪、足三里；脾经的太白、商丘、阴陵泉；肺经的列缺；大肠经的合谷。

治到6月26日，患者就可以弃轮椅，徒步自行上车。

陈医生从脾胃去治脑瘤，是有道理的：一方面胃络入脑；另一方面，足三里自古就认为有消积的作用，所谓养正积自消。

最后这个病例收录在加州的某报纸上的中国医药报导南加州版。

尽管最终都没有声明瘤体是否消失，但一个瘫痪卧床的人经16次针灸后，患者登报声明自己基本痊愈，生活恢复到自理，这就是一个伟大的成绩，起码在患者看来，是一个伟大的成绩。

案14 自闭症案

一例被东莞某医院诊为自闭症的4岁小患者，在我门诊看了十诊。

这个小患者两岁时发现不与人交流，常自言自语，只会讲本地白话，学不会普通话。既胆小易惊，又暴躁打人。

中药我用透手厥阴心包经湿热的方法，症状在慢慢地改善。

直到有一天，他在看完诊后，在诊室外等拿药的时候，突然狂躁发作不停地打他妈妈。

不知道他哪来的火气，让他如此暴躁，这个肯定是肝火上攻了。

必须要息肝风、灭肝火。

我看到他在诊室外大喊大叫，无论妈妈怎么安慰都无济于事，妈妈就将孩子拉进来问我有没有办法处理一下。

我说：就扎一下针吧。

可是他在狂躁之中，如何肯老老实实让我扎针？

我叫了两个同事，加上他妈妈，四个人合力把他按在治疗床上，我赶紧扎了合谷、太冲。

本来他还在大哭挣扎的，一扎上针，就不敢动了，哭喊声慢慢小了，很快安静下来，不到 10 分钟，就睡着了。

我一看他睡着了，就让他妈妈陪在旁边，不要叫醒他，让他一直睡。

我继续接诊其他患者。

谁知他这一觉，睡了近两个小时，醒来后，就像换了个人，脾气完全没有了，乖乖仔一个，不哭也不闹，牵着手就跟着妈妈回去了。

当真不可思议的是，他回去以后上学，竟然就跟同学说普通话了，可以与人交流了。

这一觉可以说是瞑眩反应。

后面复诊，我又给他扎过几次，就没有再出现扎后睡着的情况，真是可遇不可求。

那次的狂躁应该是肝气正在往外冲，趁着那个势，开了穴，就相当于开了个口子泄洪，把邪气放走了，所以人就安静下来了。

后来，我让人打电话随访，家长说他上学基本正常了，只不过，相比其他小朋友，仍有不太合群的表现。

头痛案

案1 头痛呕吐案

2018 年 4 月 12 日，我接诊了一位女患者。

她的主诉很有趣。

元旦的时候，她们一家人去爬深圳最高峰梧桐山，海拔有一千多米。

山上风大，又是冬季，有风、有寒，这就着凉了！

伤风感冒。

我不记得她有没有用药，可能是在社区医院拿了一些药吧！

反正，感冒的症状，都消失了。

但是剩下一个奇怪的症状。

在中午 11 点到 15 点这个时间段，她会突然全身冷战发抖，然后从后头至前额，开始剧烈疼痛，痛不欲生，最后呕吐，整个过程约持续半小时，这半个小时中，后背和足底两处嗖嗖嗖地往外冒凉气。

这种症状，大概每隔 15 天发作一次，从元旦到找我就诊，这 3 个多月，症状发作就像阴魂一样挥之不散。

另外，恶风、恶寒，咽喉部有黏痰。舌暗红、苔薄水滑，脉左寸独旺，余沉数。

你们猜猜我给开的什么方子？

怎么辨这个证？

头痛欲呕，这个不是吴茱萸汤证吗？

吴茱萸汤治的是厥阴头痛，肝经寒证的颠顶头痛，当然了，我也经常拿来治偏头痛，效果很好。

但是这例不同。

她有明显的外感病史，经社区医院用药，我推测可能是抗生素或吊水，或自行服用一些感冒片，时隔太久，我已经记不起她的用药史。

通过我对其他症状的分析，她这个外感的寒邪，是没有完全祛除的，还停留在表部。

一是体现在头痛与恶风、恶寒上，她寸脉独旺，就是表证未解。

二是发作的时间，在中午11点到15点，这个与太阳经欲解时相重叠，肯定要考虑到太阳经上。太阳经的话，你就不可能不考虑外感，哪怕是4个月前着的凉，也是可以停留在表部不走。

三是冷战，这个是机体自身的阳气想要祛邪，奈何，就是差那么一口气，就是不够力，每次攒15天的阳气，想要冲击寒邪，冲不出去，只是冲击到胃，只好呕吐。然后，进入下一个轮回。

四是后背有寒气，这是太阳经所过的地方；足底有寒气，这是少阴经，是表里经借道排寒。

综上，我得出：病在太阳。

那么，选哪一个方呢？

是桂枝剂？还是麻黄剂？

很显然，这个不是虚人感冒，她本身是有正气在冲击寒气的。

我选麻黄剂。

那么，直接选麻黄汤吗？

不，我选的是麻杏石甘汤加味。

咽部有黏痰，为上焦表部有痰湿。

舌暗红，脉沉数，这是有化热倾向，因为外面包着寒，里面很容易化热，热了容易吐。

麻黄 10 克，生石膏 15 克，苦杏仁 10 克，薏苡仁 20 克，射干 10 克，炙甘草 6 克。

3 剂，水煎，每日 1 剂，早、晚分服。

加薏苡仁，乃化麻杏薏甘汤之意，治湿。

加射干，为利咽。

整个方子，是叶天士治音哑最爱用的一个方子。

我移用来治头痛，开了 3 剂。

并同时针刺风池。

针刺风池基本是遵循了《伤寒论》的刺法：太阳病，初服桂枝汤，反烦不解者，先刺风池、风府，却与桂枝汤则愈。

我是这么理解这句话的：

太阳病（感冒了），初服桂枝汤（感冒药，不管你对不对症，反正你吃了感冒药），反烦不解者（就是好不了），先刺风池、风府，却与桂枝汤（针完了再吃感冒药，辨证后的方子）则愈。

这个病例就很符合以上所说的，我就先针风池了。这个病，就是感冒，虽吃过了药，但没好，还头痛，而且，头痛是从后头发展至前额的，风池、风府就是起始点。

选风池，是再精当不过了。

风池也是祛外风之大穴。

针风池等于给邪以出路。

1 年后随访：已愈。

案 2　头胀痛案

2018 年 6 月 30 日，中午下班临走的时候，前台收费的小婷，走过来说："范医生，我头要炸了，整个脑袋胀痛，痛了一整天。"

我问了问："具体的痛点在哪里？"

她像一休和尚一样，食指指着太阳穴转转：这里，从昨天开始，胀痛了一整天，今天好一点。

这是少阳风火头痛的样子。

治头痛我以前都用耳穴，取太阳点、丘脑、神门，一般点刺一下，通常是秒止疼痛。

这次也不例外，但只是稍微减轻了一点。再一问，还是痛，我换了只耳朵，点刺了一下肝穴和三焦穴。怪了，还是没能缓解。

我摸了一下她的两只手，冰冰凉的。

耳穴的辨病位用法无效，就是我对病位定得不准，赶着下班就不纠结于耳穴的思考，决定改用灸法。

头项寻列缺——列缺穴（图 9）。

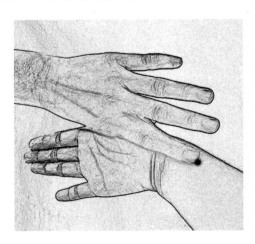

图 9　列缺

那天，我教过前台和药房还有护士麦粒灸，大家都有过经验，所以我说改用灸法的时候，她没有抵触。

我找好穴位，涂上防烫伤的自制紫云膏，让助手帮我做好艾炷放上去，我就开始点火，第一壮的时候，问她怎么样？

说有轻微刺痛。

第二壮，也是有一点刺痛。

她说：灸了，手还是凉啊？

我再在原位上灸第三壮，问：你就没感觉到有股锐利的热气钻进去吗？

她说：有，有，有。

我问：热到哪了？

她指指手臂：热到这里了。

我一看，是沿着肺经，热力往上走到上臂了，我再问：头呢？

她愣了一下，晃了晃脑袋：不痛了，不痛了。

然后，我又灸了两壮，说：五壮够了。

她看我停下了，自己又拿了艾炷往上放，边放边说：你不是说过三五七壮都可以吗？我多灸两壮，热得很舒服，每一次快烧完的时候，我的脸马上就热了。

除了第一壮的时候有点痛外，后面的六壮，基本都是热感，不是痛感了。

所以，灸法用得好，真是有立竿见影的效果，不过麦粒灸有个副作用，就是容易起水疱，留个疤，影响美观，爱美人士请慎用。

她这个头痛，其实是风寒侵袭肺卫导致的头痛，所以用肺经上的列缺有效。

案 3　头顶痛案

头疼疼疼疼疼疼疼……

作者：颖

2017 年 9 月 6 日午后

"范医生救我，我又头疼 o(┰_┰)o"

基本上我和范医生的聊天十次有十次是这样开场的。

我是一个陈年顽固头疼患者，大概从初高中开始，每个月必然有半天头疼。

吹个风，头疼；

喝个凉水，头疼；

没睡饱，头疼；

累了，头疼；

紧张，头疼；

心烦，头疼；

想到这个月又要到头疼的日子了，头疼。

头疼起来轻则头晕牙疼想吐，重则只想卧床休息，什么事也干不了。

我尝试过按摩吃药各种方法，没有特别明显的疗效，我也就放弃和它抗争了。

头疼俨然是我十几年生命中的一部分了。

话说这次头疼，来的又是毫无征兆，可能是中午回家车上的空调开太大了，可能是前一天晚上睡得太晚了，可能是我今天工作太紧张了，也可能是我看了今天热点的孕妇跳楼事件有点心塞。

总之，下午两点左右，我忽然感觉到后颈僵硬，我第一反应，完了，头疼还有 5 秒到达战场。

果然，我感觉到头顶百会穴附近刮起了一阵小旋风，全身很冷，随后太阳穴开始痛，右上的智齿也开始跟着闹腾，疼得我顿时有点恶心。

我冷静地喝了一口万能的热水，裹上一条披肩，然后开始骚扰范医生。

范医生这次的治疗方法和以往很不一样。

他没有甩给我一个小药方，而是让我在太冲和列缺穴压上揿（qìn）针。

我的内心是激动的！

我的揿针终于可以闪亮登场了！（对，我就是那个连办公室都自备揿针和酒精棉的奇葩，这就是平时有听范医生话的铁证啊，有没有？）

找太冲我是轻车熟路的。

沿着第一、二脚趾缝向脚背方向推，找到一个凹陷处，有胀胀按压感的地方就是了。

贴上揿针，妥了。

列缺的难度略高于太冲，虽然范医生贴心地发了穴位的图片，我仍然不是很自信我找到了准确的位置。

《针灸学》上的描述是"前臂部，桡骨茎突上方，腕横纹上 1.5 寸处"。

桡骨是什么鬼，我好纠结啊。

最后好在在某书上找到了一张图，我参考指引，通过两虎口相交，在左手食指指尖触碰到的地方找到了一个凹陷处。

应该就是这里了，贴上揿针，等待。

接下来就是见证奇迹的时刻了！

大概几分钟之后，我深深地打了几个大嗝，感觉把胃部深处的废气给换出来了。

然后，我就好了！

就好了！

好了！

了！

我的头不痛了。

我欣喜地把体验告诉了范医生，我甚至不相信自己的感受，这不会是我对范医生的医术过度信任而产生的安慰作用，类似于心理作用的结果吧。

范医生说，这是肝气从胃走了。

虽然听不懂他说的是啥，反正我的头确实不痛了。

对患者来说，疗效大过天，真是亘古不变的真理啊！

等到下午临下班的时候，要不是范医生问我头疼有没有反复，忘我工作的我简直要忘记今天曾发作剧烈头疼这事了。

我当时的感受是：好热啊。披肩早就不知道什么时候脱下了，然而我还是很热。

范医生说，这是体内的郁热透发了，是好事。

他叮嘱我热放完了再贴上复溜穴和曲泉穴。

复溜和曲泉找起来就没有太冲那么简单了。

复溜还好，先找到脚踝最高的骨头，定位找到太溪，太溪再往上两寸差不多就是了。

曲泉我就有点搞不定了。看这段描述，"位于膝内侧部，屈膝内侧横纹端，当股骨内上踝后缘，半腱肌、半膜肌止端前缘凹陷处。"每个字我都认识，但是放在一起我就看不懂。

然后我又找了书，先找膝内侧的一块高的骨头，然后就在它的附近凭着感觉一顿摸，差不多感觉对了就贴上了，虽然我也不是很自信。

回想总结一下，这次头疼发作像龙卷风一样来得快去得快，我也没受什么苦头，主要归功于反应及时，及时地赖上了范医生，又好在手边刚好有揿针神器，幸运地躲过了这次头疼。

经此一战，我更坚定地认为要信范医生，自己好好调理身体，调整心态，慢慢养，终有一天我会和我的头疼老朋友 say goodbye。

范医生按：患者给我的信息，虽然仅有头顶百会疼痛这么少得可怜的信息，但却是相当准确的定位，给了我百分百的信心。

结合曾经数次的面诊，与平时的沟通，让我对她的工作与家庭都有了相当的了解，这些是我们中医的"社会工程学"，对一个患者越了解，处方用穴就会越准确，跟猜密码一样的，这是处理身体的密码。

我知道她肯定是肝经的问题，不是生气，就是工作问题。

她说她不是生气，是工作有点烦。

后来又说，确实生气了，因为看了近期孕妇跳楼的事。

不管怎么说，定位在足厥阴肝经，是没有问题的，太冲是肝经的原穴，原气所在的穴位，是调肝的一个大穴。

揿针，虽小，但只要辨证准了，用起来就是四两拨千斤。

为什么又用了列缺呢？四总穴里有"头项寻列缺"，就是说，头部和颈项部的问题，可以扎列缺，头痛、落枕都可以扎。

但是我的思路，并不单纯是这个，是因为它还是肺经的络穴，有解表的作用。

工作她肯定是待在空调环境，这时候毛孔是闭塞的，那么这时候人体产生的热量是散不出去的，而她又在生气，人一生气，就会产生很多的热量，如果热被空调的寒气憋回去了，那这个热，就会沿着肝的经络往上窜，因为，热是火，火性是炎上的，往上走。肝火往上窜，所以头痛。

我用列缺的意思，就是把表寒解开，让热可以散出去。而且从十二经的流注走向看，肝经是流向肺经的，肝的热可以传导给肺，用列缺后，肺经散掉了外寒，包住的热就可以透出去。

这也是为什么她在几分钟之后，会觉得头部由寒转热的原因。

因为，就像高压锅的减压阀被拿开了，里面的热气，自然冲了出来，热放出来了，当然，就不会再痛了，因为没有压力了嘛！

列缺归肺经属金，而金是克木的，会让肝气得到克制。

取太冲——调肝；

取列缺——治头，解表，克木，承接肝经的邪气并透发出去。

这就是我取穴的思路。

事后，她还告诉我，她观察到了一个特殊的现象，那就是头痛时，小鱼际是极红的，扎了针后，小鱼际的潮红消失了。

这是为什么呢？

从手诊看，小鱼际，属乾卦，主头部，正是病位的反应。

但是我更愿意，从经络去解释，那就是小鱼际，是手少阴心经所过的地方，反应的是心经有热。

心经为什么会有热？

因为，心为肝之子，木是生火的，肝木生出来的心火。

我把肝热散出去了，心火自然就消退了，那小鱼际的潮红，自然也就跟着消退了。

至于善后，用复溜与曲泉，那就是顺应她体质用的两个调理穴位。

只要辨证准确，取穴精确，哪怕是小小揿针，也是大有可为啊！

案 4　行经头痛案

李某，女，38 岁。初诊时间：2018 年 8 月 29 日。

主诉：反复行经头痛十余年。

头痛一般在经前 1 周左右开始发作，持续至经期，月经量最多时头疼痛得也更剧烈（月经量越多时，表示血液流失越多，即血越亏，而血亏之时头痛加剧，表明是血虚型头痛，血不荣则痛），每次疼痛发作时间持续 24 小时，每个经期会发作两三次。头痛每次在下午两三点左右开始发作，疼痛从大椎处不适感开始，延督脉向上传导至后头部，再到头顶，一直传到眉心处，再向两旁沿眉毛扩散至太阳穴，再下向传导至下关穴附近。

眉心处为刺痛（刺痛多为瘀血），其他地方疼痛像外伤瘀血处的疼痛感，严重时痛至呕吐。产后 10 年症状逐渐加重，今天疼痛更甚，持续时间更久。

近 3 个月，经后出现面部阳明经及躯干部肝经瘙痒，及水样白带，一直持续到月经前 1 周，随后出现反复喷嚏伴漏尿（气虚或气陷），烦躁易怒，胃纳不佳。

入睡困难多年，于凌晨 1 点入睡，睡到两三点，因手麻、腿麻（夜间上肢发麻多为血虚），蹬腿而醒，拍打缓解后才能入睡。

排便无力（已然是气虚），大便 2～3 天一次，头干，小便少。

舌紫暗淡稍糙，脉弦，饮红茶头痛可缓解。

诊断：行经头痛，带下，瘾疹。

处方：当归四逆汤加味。当归 10 克，细辛 6 克，鸡矢藤 10 克，桂枝 10 克，白芍 10 克，炙甘草 6 克，生姜 10 克，大枣 10 克，吴茱萸 10 克，党参 10 克，黄芪 30 克，鸡血藤 15 克，桑叶 10 克，丹皮 10 克，栀子 10 克。

7 剂，水煎，每日 1 剂，早、晚温服。

温针一次，选穴：合谷、太冲、三阴交、地机。

服药及针灸后头痛缓解不明显，仍痛至呕吐。

二诊用吴茱萸汤合麻黄附子细辛汤加减，服药后胃脘有灼热感，痞闷不适，遂放弃服药，改为纯针灸治疗。

处温针五次，选穴：合谷、太冲、公孙、太溪、三阴交、建里。

11月24日开始出现头痛，25日上午第一次针灸后，头痛持续至下午2点就结束了。

隔天第二次针灸，不再头痛。

再隔日第三次针灸，当天开始有睡意，入睡困难好转。

再隔两日第四次针灸，半夜已不醒。

1周后第五次针灸，加足三里、气海、中脘等穴，胃口变好，无排便无力感。

5次针灸后，病势向愈。

范医生按：从大椎开始痛起，这是督脉有病，按缪巨刺法，后病前取，即取任脉，选穴气海、中脘、建里；

痛感由下往上冲，是冲脉病，取冲脉——公孙；

八脉隶属于肝肾，故督脉、冲脉有病可调肝肾——太冲、太溪；

除肝经可上头之外，足阳明上络入脑，故调阳明——合谷、足三里，并此二穴均可以补气。

血亏可酌情加针血海，但补气可促进脾胃的吸收，从而化生营血。

畏寒案

案 1 睡前寒颤案

2018 年 8 月 17 日，来了一位年近 40 岁的女患者。

她的主诉是双肘膝关节又冷又痛，十多年了，伴有后项紧痛 20 年，素有乳腺增生，月经周期 23 天，量偏少。易腹胀，胀时伴痛，大便每天一次，偏稀。舌淡嫩、苔薄白，脉紧。

怎么得的病?

说是十多年前生孩子时，着了凉，自此出现了关节怕冷伴疼痛，常年要戴着袖套保暖。

2018 年还新添了一个奇怪的症状:

入夏的时候，去游泳，游完回来后，开始出现每晚入睡前两小时，浑身发冷并打寒颤。

这并不是什么怪病，这种冷感异常，其实很常见，不少生过孩子的女人都体会过:

有见风头痛，有见风骨缝痛，有大腿外侧怕风，有膝盖怕风，有大椎怕风，有双臂怕风，有臀部怕风。

可以说，身上任何一个局部都可以出现怕风怕冷的症状。

除了局部，更有出现全身性的怕冷寒颤。

有持续性的怕冷，更可以有定时发作的怕冷。

这些在我们门诊上都是常见病。

这个患者，还伴有后项紧痛 20 年。

平素易腹胀，胀的时候还会痛，大便也常不成形。

下面来分析一下她的症状：

关节畏寒——这是有寒证；

产后气血大亏——风寒极易入骨；

素来胃胀、便稀——这是脾阳不足；

后项紧痛——太阳经脉受寒——太阳之上寒气治之。

以上是基础病。

游泳身上是有水的，离开泳池时，一受风，体表的水气蒸发加速夺走体温，就会产生大量的寒气。她的病机就是经脉受寒湿了，但并未入脏腑。

证据，就是入睡前的寒颤。

寒颤是因为还有正气在鼓动，想把寒气排出体外，如果是正气过于亏损的话，是根本没有力量去产生寒颤的。

所以，我用了什么方子？桂附理中汤，具体组成如下：

党参 15 克，炒白术 15 克，干姜 10 克，桂枝 10 克，熟附片（先煎）6 克，炙甘草 6 克。

7 剂，每日 1 剂，水煎，早、晚分服。

并温针一次，选穴：尺泽、阴陵泉、气海。

治湿从太阴去治，主方就是理中汤。

治寒从太阳去治，主药就是虚人用桂枝。

我再加附子，意为组成治痹痛的甘草附子汤。

针灸配穴，是同一思路。

气海补气温肾。

尺泽与阴陵泉，为手足太阴经之合穴，治湿要穴，入针后行以平补平泻手法，再于针柄上加艾炷，目的是温经散寒除湿。

刚好，这两穴又是肘膝关节之处，属局部取穴，达到一穴两用的目的。

尺泽配阴陵泉，是解太阴表湿的要穴。

六经皆有表证，太阴之里为肺脏与脾脏，而太阴的表，则体现在手太阴肺与足太阴脾的经络上，且是邪之出路。

太阴之上，湿气治之。

外湿最易侵太阴之表。

8月27日二诊：关节冷痛明显缓解，持续3个月之久的入睡前寒颤再无出现。只是服上方后出现腹胀，但大便仍稀。

腹胀，是脾虚无力运化药力。

所以我认为首诊方案是有效的，故效不更方，再加一味枳壳行气就可以了。

党参15克，炒白术15克，干姜10克，桂枝10克，熟附片（先煎）6克，炙甘草6克，炒枳壳10克。

7剂，每日1剂，水煎，早、晚分服。

温针一次，选穴：尺泽、阴陵泉、气海。

9月7日三诊：仅余右肘关节怕冷，已经可以不用戴袖套了。

现无腹胀。

守方药7剂，再行针灸一次。

1年后随访：痊愈。

案 2 产后受风畏寒案

有一段时间，产后病的人找我治疗的特别多。

治法，其实都大同小异。

绝大多数的病机，都是血虚受风，以畏寒为主。

本案是小产后四肢关节畏风、畏寒并疼痛一年余，并悲观绝望。

发病是 2017 年 8 月，当时患者孕 12 周左右，胎停育，自然流产，流产的当天，有大出血，到医院做了对症的处理，随后回家。当晚睡觉的时候，老公睡着了，不知不觉把被子给卷走了，导致她什么也没有盖着，结果吹了一晚上的空调，从此出现畏风畏寒，而且下半身尤其怕冷。

这就是一个典型的血虚受风。

2019 年 4 月 26 日初诊，当天我给开的是麻桂各半汤祛风寒，加二仙汤温肾（内含当归有补血作用，其他药可入奇经），再加黄芪、党参、白术补气。

并温针一次，取穴：关元、气海、天枢、建里、合谷、太冲、血海。

一般情况下，产后身痛，我用这个方子和穴位，大多能见效。

1 周后 5 月 5 日复诊，患者说：上次针灸后，腿有凉气冒出，吃了上面的方子，畏寒缓解，关节冷痛缓解。服前方 3 剂后，月经至，血块较前减少。

守前方再加桑寄生、杜仲补肝肾、强筋骨。

温针，守前方穴位。

三诊 5 月 13 日，患者说：上次面诊后，回家坐地铁时，被地铁的强劲空调风吹了 1 个小时，症状反复，基本上是"一夜回到解放前"。并且新增入睡困难，小腿肌肉痛。

我的感觉，前方祛风有余，而补血不足，应当调整方案，以养血为主，微祛风寒。故以四物汤为主：

熟地黄 30 克，当归 30 克，白芍 15 克，川芎 10 克，制首乌 30 克，阿胶 10 克，鸡血藤 30 克（重剂养血，这七味，够养足血了）；

桑枝 30 克，羌活 6 克，防风 6 克，细辛 6 克，桂枝 6 克（轻剂祛风散寒）；

桑寄生 30 克，杜仲 15 克（强筋骨）；

黄芪 15 克，白术 15 克（补气）；

7 剂，每日 1 剂，水煎，早、晚分服。

温针一次，选穴如下：

风池（祛风）——治在上之风；

关元俞、肾俞（温肾）——治腰上之寒；

三阴交（养血活血）——治小腿肉痛，养小腿祛风寒。

这个方子上、中、下算是都照顾到了。

到了 5 月 22 日，是第四诊。

当天患者是满面笑容，说上次扎了，足底排了很多寒气，睡眠好多了，现在可以吹风了，不怕风了，以前是夏天穿棉裤，现在穿薄裤就可以了。

这个反馈足以证明起病是血亏受风了。

到了这时，我才知道，她口中的畏寒，竟然是这样的：

她不能接触凉物，比如，洗澡的时候，如果皮肤不小心碰到浴室冰凉的瓷片，会产生刀割一样的痛感，常常引起尖叫，把家人都吓坏。

但经过我这里 1 个多月的治疗，尤其是温针治疗之后，现在已经没有这种情况了。

她是双眼噙着泪花跟我讲述这一年多的痛苦经历的，家人将她这种情况视为矫情，认为是精神的异常，完全无法理解这种怕冷。女人真是太不容易了！

不过她现在整个人乐观起来了，我还是很开心的。

于是我说，有效就击鼓再进吧。

最后一次复诊是 6 月 10 日，她还带了她妹妹一起来看，同样都是产后身痛，用了相同的治法，也取得了同样的效果。

产后病，以亏虚为主，补肾、补脾、补血，是少不了的。

但也有不少人在产后自行进补，造成痰湿壅堵，出现湿热多汗的症状，这类患者的治疗思路要先清湿热，可用尺泽、阴陵泉、天枢。

产后进补，一定要讲究策略，攻补兼施。

案 3　下半身畏冷案

下半身畏冷在门诊其实是很常见的症状，尤其是女士，腰以下畏寒并不是什么特别难的证。

虚寒，温补就是了。

但凡虚证，又补不进去的，多半是堵住了，于补之前，行通法，或通补兼施就可以了。

2019 年 10 月，有一位女患者来就诊，说是去年找我看了下半身畏冷，看好了。但是今年又有点反复，尤其是月经前出现了畏寒。

我照着去年的思路，稍微补了一下，基本上就好转了。

看完病下班后，我又翻了一下她去年的病历。

2018 年 9 月 15 日第一诊，主诉为下半身畏冷 20 年。

当时她 34 岁，冷了 20 年，也就是从月经初潮左右开始，就出现了下半身畏寒。

但凡寒证，我喜欢针药并用：以针温通，以药补养。

当时她还伴有掉发，头发油腻，睡眠、胃纳、排便均正常，舌淡嫩苔薄，脉稍细。

很多人，都有猎奇心理，寄望有什么神丹灵药，一吃就愈。

其实，我对于这种寒证，并没有什么特别的辨证方法，主要是经验主义，因为治疗的太多了，大多是以下我分析的这种情况。

下半身畏寒，就是阳气不能敷布于下半身，那么就是在腰这一节卡住了。

从结构上去看，可能是小关节紊乱了什么的，然后卡压了经脉，影响了气血的流通，既影响流速，也影响流量。

久而久之，哪怕是恢复了结构，可气血已经造成亏损了，流量

范医生的针言灸语
——针灸临证思维实战解析

也就恢复不了了。

所以，治疗这种病，最好是针药并用。

因为脉细，她肯定是有亏损的。

从经验上看，头发油，有湿，要祛湿。

腰骶关节或骶髂关节小错位，或者腰椎间盘突出，从某个角度看，基本是有瘀血的因素在。

舌嫩、脉细多从虚证考虑，下半身凉，多责之于肾阳不足，这是三个大病机，起码我当时的分析是这样，所以开了以下中药：

薏苡仁 20 克，赤小豆 15 克，泽泻 10 克（祛湿，即通法）；

桂枝 10 克，茯苓 10 克，牡丹皮 10 克，白芍 10 克，桃仁 10 克（活血，即通法）；

巴戟天 10 克，淫羊藿 10 克，熟地黄 30 克，山萸肉 15 克，山药 15 克（温肾补精，即补法）。

7 剂，水煎，每日 1 剂，早、晚分服。

同时针灸用补法，取穴：肾俞、关元俞、太溪，行温针法。

扎上针后，稍行手法，得气后即温针，不多久，都能出现排寒的反应，若一次不能出现，经三五次温针，亦一般可出现寒气自足底冒出之反应。

9 月 28 日二诊：畏寒症状缓解，出现尿频，为免过利，减祛湿药，加强温补，药用：山药 30 克，制首乌 15 克，菟丝子 15 克，沙苑子 15 克，桑椹 10 克，桂枝 10 克，茯苓 10 克，牡丹皮 10 克，白芍 10 克，桃仁 10 克，巴戟天 10 克，淫羊藿 10 克，鸡血藤 30 克，熟地黄 30 克，山萸肉 15 克，泽泻 10 克。

7 剂，水煎，每日 1 剂，早、晚分服。

针方同前。

10 月 29 日三诊：已无畏寒，精力大增，仍尿频，药已中病，补肾缩尿，击鼓再进：

山药 30 克，制首乌 15 克，菟丝子 15 克，沙苑子 15 克，桑椹 10 克，桂枝 10 克，当归 15 克，茯苓 10 克，巴戟天 10 克，淫羊藿 10 克，鸡血藤 30 克，肉苁蓉 10 克，锁阳 10 克，熟地黄 30 克，山茱肉 15 克，泽泻 10 克，麦芽 15 克，谷芽 15 克。

7 剂，水煎，每日 1 剂，早、晚分服。

仅三诊，却解除了 20 年的下半身畏寒，效果实出于我意料之外，却又情理之中。很多人，不懂补法，主要是不懂得通补兼施。这个没有办法一下子说得明白，得在临床反复摸索用药，要有增有减，不能一个方子用到底，随证施治。

范医生按：肾俞、关元俞、太溪，这三个穴位进行温针，是我治疗腰以下发凉的重要穴位和方法，尤其是关元俞穴，此穴靠近骶髂关节，深刺可以改善关节附近的肌肉力量，让肌力均衡，从而能自身牵引关节，让紊乱的小关节自行复位。

因女人生产时骨节大开，尤其容易造成骶髂关节错位，而错位的关节，会对附近经过的经脉产生卡压，造成气血不能正常的流向下肢而出现下肢冰凉。

经过针刺关元俞（用 3 寸针，进针深至一半或三分之二针身即可），行捻转得气，再行温针，大多能出现排寒的气感，寒气会从足底排出。

此处再附一例我扎关元俞后，患者的自诉反应。

痛经针后感

作者：木木 30

记于 2017.03.03

没有一点点防备，也没有一丝顾虑……人生第一次针灸，就这样开始了，而且一连针了 3 天，身心舒爽，多谢范大夫。时过一个月，来汇报下我的感受。

Day 1

女，30岁，被姨妈痛（痛经）折磨十几年的体寒者。

记得范大夫是先给我扎了耳朵（耳中的盆腔穴），然后扎了后脑靠近脖子的位置，我猜是风池穴，不过不要在意这些细节，这都是前奏。

真正针的位置是在腰部，啥穴位我也猜不到了，我的穴位词库量实在拿不出手，暂时还搜索不到相关穴位信息，还是那句话，不要在意这些细节，重点是感受。

刚下针的时候，下针的穴位一阵酸胀，酸胀感持续了一会儿，就感到麻热，主要是麻，一点点热，然后这种感觉就开始往腿部延伸，而且是一段一段的，从腰部到大腿根，是"唰"的一下，就好像身体里开了一条细细窄窄的隧道，气血通了的感觉，很是奇妙。

这期间范大夫一直在行针（是这么说吧，我是外行说错大家不要介意），我背对着大夫也看不到他具体做了啥，但能感受到那股麻劲儿一阵一阵，一下一下往下窜。

随着范大夫继续行针，身体里的那条隧道慢慢往脚的方向开通，但过程没有一开始那么快，从大腿根到大腿，到膝盖，在膝盖处停滞了一阵，再到小腿，到脚腕，在脚腕处这种感觉停滞了好久，这个过程我说出来觉得挺快的，其实耗费了有十几分钟二十分钟吧，是一点一点、一段一段蔓延的。

其间我的双脚都是凉的，冰凉，能感到脚心处格外凉，就像身体里有股凉气从脚心处往外冒，说出来挺玄乎的，但确实是这种感觉。

范大夫给我盖了个小毯子，特别把两只脚包起来，但脚依然是凉的，嗖嗖冒凉气。

不知不觉我保持这个趴着的姿势就一个小时了，这期间之前停滞在脚腕的隧道也通到脚尖了，并且从腰部开始慢慢感觉到热乎了，这种热乎气儿也是从腰部开始慢慢蔓延到腿部，以为它能蔓延到脚尖，但直到针灸结束，我的脚尖也依然冰凉。

值得一提的是，我的脚后跟是热的，就是说我的脚是一半热乎一半凉，我怕是我自己的错觉，还特地让我姐姐摸了一下，确实是这样，温差很明显。

Day 2

第二次针灸，也持续了一个小时，感觉和第一天一样，不同的是，隧道通向脚尖的过程变快了，并且比第一天突破的是，我整个腰部、腿部和脚部，都是热的。我一个常年手脚冰凉的人，也有不依靠热水袋、电热毯就能自身发热的时候，真是感动到泪流满面……

Day 3

这一次，几乎是范大夫刚下针，我的那条隧道"唰"一下就通了，让我想到了我爸爸经常跟我说的：通则不痛。

哈哈哈，一不小心发散了。

半月之后

针灸后一直注意保暖，谨遵范大夫医嘱，忌口，少吃甚至不吃寒凉食物，这个月的姨妈终于不再是恶魔，我也能像正常人一样该干吗干吗了，感动死。希望她能保持，我一定好好对她。

范医生按：颈后用的是风池穴，腰上用的是关元俞，手法用的是郑魁山郑老的热补法。风池以祛表寒，关元俞壮的是里面的阳气，一解表，一壮阳，共奏祛邪外达，从而让人暖起来，达到人体自愈的目的。

当时因条件所限，无法使用艾条，所以，整个治疗过程，纯针刺，用手法取热，留针两小时，每10分钟行针一次，十分耗神。

5年后随访：这5年患者注意忌口生冷寒凉食物，痛经基本不再发作。

关元俞的作用，不仅祛寒治痛经，也调经量，还可以助孕。

范医生的针言灸语
——针灸临证思维实战解析

肚腹病案

案 1　胃下垂案

2016 年，我治疗了一位四十多岁的男士，是金融企业的高管。

生性多疑，这是我对他的感观。

他常陪家人来看病，但自己从不吃中药，同时对我并不完全信任，这是可以感觉到的。

他很拒绝吃中药。但当他见到家人的一些小毛病，经常被我轻松解决时，又忍不住想来试试我的技术。

当时他面临着一些重要的人身决策，压力非常大，没多久，身体就出现不适。

主要是胃胀伴反酸、无饥饿感、大便稀溏，舌淡胖苔水滑，我开了调脾胃的药，他服后症状无改善，甚至还有加重的倾向。当我想调整处方时，他拒绝了，说不愿意再服药。现在回头想，光调脾胃不行，还得疏肝，疏肝是缓解家庭与工作的压力。

既然不愿意服药，那就只好针灸了。他愿意尝试。

因他母亲的眩晕即是被我针灸治愈的，所以他不排斥针。

于是我给他扎针，选了四个穴：肝俞、胆俞、脾俞、胃俞。扎完后，行针得气，针柄上烧艾条，5分钟后，他放了个屁，还趴在床上治疗着呢，就感叹："胃松了，我终于有饿的感觉了。"

拔针后他就感觉好了一半，随访半个月，症状越来越轻，但偶尔工作强度大时还会反复。发作时，再扎同样的穴位，再愈。

这病想要断根，只能把外因去除，所谓的外因，即外来的压力。

所选四穴，肝脾同调、胆胃同调，这是最直接的疏木扶土，令木不再乘土。

这种胃胀，也同时是胃下垂最常见的症状之一。

2017年我治了一位28岁的女士，是来调脾胃，结果受不了药，记得她跟我讲过，并不是吃我的药引起胃痛，以前也找过其他中医，也是吃了药胃不舒服。她说她吃完饭胃就凸起来。

这里插一段：2005年那会儿，《实验针灸学》的女老师在上课时，跟我们讲，她上大学时也胃下垂，吃完饭下腹就坠胀，大了一圈，吃药没用，最后通过打坐加揉腹治好了。

按理说，胃胀吃药能好，但是胃下垂却往往出现吃药加重的情况。

有时候，并不是药不对证，而是病了的胃，不能承受药的力，即所谓虚不受补。

可能错的不是方，而是量，需要极轻的药量，才能达到轻舟速行的目的，重了船就搁浅。

胃下垂的患者常出现饱胀不适、厌食、嗳气、便秘、腹痛等，餐后站立过久和劳累后加重。体检一般可见体形消瘦，立位时，下腹部可呈"葫芦样"外形，胃区可有振水音，上腹部易触到明显的腹主动脉搏动，吃完饭后，小肚子鼓起，伴疼痛或腹胀，想要确诊，可以去做饮水后超声检查，看看胃下缘是不是掉了下来。

综上，我凭经验，初将她诊为胃下垂。

治疗方案：温针。

取穴，以王乐亭老先生的"老十针"为基础，行温补法后再烧艾条。

每周一到两次治疗，无所谓疗程，调理就是了。

> 王乐亭老先生根据《脾胃论》补中益气与补中益气汤的方义，设计了"老十针"，施之于针灸治疗胃肠病。组成即三脘（上脘、中脘、下脘）、气海、天枢、内关、足三里，具调中健脾，理气和血，升清降浊，调理肠胃之功。结合其他兼症，灵活掌握，可随意加减。

如此治疗 3 次，即取得明显效果！

其夫在晨起时，对着她的肚子说：你的小肚腩不见了。

肝主筋、脾主肌肉，筋与肌肉都有力了，那就是说"膈肌悬力不足，支撑内脏器官韧带松弛"将得到大大改善，将下垂的脏器提回去。同时，约束内脏，带脉要重视，带脉像腰带一样，可以将小腹紧紧收起。

胃下垂，并不是治好了，就万事大吉，事后一样要注意保养，不要暴饮暴食，也不要过吃瓜果生冷，否则易反复。

案 2 胃痛案

2017 年夏，我去广州参加一个小型的学术会。

途中，有一师弟，突然胃痛，坐在室外的椅子上，弯腰蜷身，问我：师兄，怎么办？

我给他把脉，紧——血管受到冷刺激时，会收缩，一收缩则成紧张状态。

胃中受凉。

人是瘦型的，手凉。

我说：你坐好，我给你扎一针。

取穴左足三里。

因左边方便我右手操作。

我先用左手，在足三里下方，用力按压，以关闭经气的下行。

右手入针，先提插催气。

得气后，稍退针，把针身向下压，再左右轻轻摇摆，行青龙摆尾手法。

慢慢，经气向上传导。

我问他：走到哪了？

他说：到大腿了。

我又加力行针，再问：到哪了？

他说：到大腿根了。

然后就卡在大腿根不走了，但是他的胃痛开始慢慢缓解，慢慢能直起身子了。

等身子稍直时，经气就走到胃了，胃也就不痛了。

这是就气至病所，只要做到气至病所，不论病灶的性质是寒是热，均能得到调理。胃痛，定位在胃经，取胃经的穴位非常正确，哪怕没有"肚腹三里留"这句口诀的提醒，只要认定是胃部的病变，取胃经上的穴位，都有治疗作用。

案 3 腹痛案

2017 年时，我有个小患者约 3 岁，经常都是因腹痛、高热、咳嗽找我看病。

大体用上行气化湿药后，即痛止热退。

有一次，刚治好了没一天，又开始高热不退。

那天下午我正好要外出吃饭，他妈妈请求我可不可以来餐馆找我给开张方救急，因为住得不是很远，我就答应了。

本身我是不愿意在诊室之外看病的，但那天小朋友腹痛、腹胀很严重。

于是，在等上菜的时候，他妈妈抱着孩子过来了，我在餐馆门口，直接给看了一下：舌红苔腻。腹痛腹胀，肚子鼓得像皮球，摸着肚皮感觉发烫，肠道湿热兼气滞。

我在出门前，就拿了一排针，在经过沟通后，当场就给他扎了足三里。小朋友这几个月在我这里看病，都非常配合，也很听我的话。

扎针的时候，他没有哭。

因为他很明显地感觉到腹部不痛了。

仅行针十几秒就拔了。

小孩的针感特别敏锐，得气感也非常好，随拨随应，马上就见效了。

但是回家后，当晚又开始腹痛、腹胀，于是立刻去住院了。诊为肠系膜淋巴结炎，住院期间排查过敏原。

以下文字是事后几天，家长跟我反馈的，很诚恳。

不关范医生的医术水平问题，是孩子有很严重的牛奶过敏，是住院后查出来的。

只要一喝牛奶，就引起肠炎。

当天针后，晚上，他还是喝了牛奶，就再次引起腹痛、腹胀。

确实，是有这种对牛奶严重过敏的人，后来，家长给孩子换了深度水解奶粉后，才渐渐不再发生腹胀腹痛。

我在临床中，碰到过的最严重的牛奶过敏，是一个马来西亚华侨的孩子。

就诊时，他妈妈跟我强调孩子牛奶过敏。

过敏到什么程度？

只要有牛奶滴到小孩的皮肤上，那片皮肤马上就红肿热痛。

当时我听完，心中一片讶然，把这个事儿，深深地刻在脑中。

范医生按：前人云：肚腹三里留。足三里，对于胃肠作痛效果是非常可靠的。前两日有一女娃，来看诊，是唇腺囊肿，并有鼻窦炎，在治疗过程中，因饮食不注意，出现绕脐痛。复诊时，我说：要不要扎一下针，好得快一点？小女孩摇头反对。她妈妈劝她都不管用。后来我说了一句：你们回去要留意，这个疼痛会不会转移，要是转移到右下腹痛，就可能是阑尾炎了，到时就得手术了。说完就将她们母女请出诊室。结果没多一会儿，她俩又回来了，她妈妈说：范医生你说了怕发展到要手术，我女儿想了想，还是决定扎针。我就笑了，于是我就让她躺到治疗床上，给她轻轻扎了两边的足三里，并在针柄上烧艾条，艾条烧完，起针，肚子就不痛了。我说：针灸治疗又安全又绿色，比挨刀子轻多了，是吧？

案 4　胃胀案

2019 年 2 月 27 日，吃完了饭，媳妇就去晾衣服。

我在屋里叠着收起来的衣服。

就听着媳妇在阳台喊：他爸啊，我不知道怎么回事，刚才吃饭吃急了，现在犯恶心，想吐。

我说：那我给你扎一针吧！

媳妇说：好吧，扎哪？

我说：扎脚。

媳妇说：扎几针？

我说：扎一针。

媳妇问：左脚右脚？

我说：左升右降，扎右脚吧！

然后，我就翻药箱，拿了棉签、碘伏、针灸针出来。

一亮出针来，媳妇说：你还是先给我揉揉吧。

于是我就在她右脚上的公孙穴揉了揉。

她"嗷"的一声。

这时，女儿过来，把我的消毒棉签给抢走了玩。

我就只好给她接着揉，从公孙，往太白、大都、隐白一条线上揉，揉了1分钟。（我力度是可以的，渗透有力）

揉完，她就觉得不会顶得慌了，至少不恶心了。

我寻思着反正都按了，就顺便把左脚给按了。

刚要按，她把腿一缩，说：你不是说左升右降吗？

我说：反正都舒服了，再试一下吧。

结果，一按，她的胃又顶住了。

唉，有时候，老宗祖说的话，真是不能不信。

于是，我又在右脚上再按一遍，又舒服了。

我说：按开了，揣好穴了，可以扎了。

她说：那扎吧。

于是我扎上了，稍行了一下针，留了30秒，就起针了。

然后，她就带着女儿去邻居家串门去了。

没事了，我接着去晾衣服吧！

就这样！

公孙属脾经，却可降气，又通冲脉，又络胃经，一穴调三经。

调经案

2017 年 11 月，我背着电脑去维修点，碰到了 4 个半月未见的前同事小彭。

小彭：范医生，你怎么在这里？

我：我来修电脑，你呢？

小彭：我来修手机，真的好巧哦！

我：是啊！

小彭：范医生，你知道吗，你的针灸好厉害哦，上次只针过一次后，我的月经量就正常了。

一句话，勾起了我的回忆。

7 月 15 日，那天是我最后一次在某堂出诊。

想着即将和几位同事分别，就临别赠针吧，因为我唯一可以拿出来的，就是技术，这三位同事，都是曾经给我当过助手的护士。

第一位是小钟，我在那的几个月，她一直是我的针灸助手，主要工作是帮我点艾条、起针。她亲眼见证了我在临床上的许多疗效，对我的技术是深信不疑。之前，她因为月经后期，经常推迟半个月才来，让我给诊疗过一次。对她的辨证没有疑问，是寒凝厥阴，我开了当归四逆汤加味，只服 3 剂，就有了改善。

后来，在 7 月 15 日那天，下班后，我赠她一次针灸治疗。

取穴肾俞、气海俞、大肠俞、关元俞，行温补手法，尤其是关元俞着重行针，针感由腰通向足心，足心开始冒寒气，留针90分钟，一直在排寒气，中间有停止，行手法后，继续排气，直至足部转暖和。

因为已经下班了，没有病人催我看诊的紧迫感，就很用心地给她行针。

4个月后随访，她那几个月，经期正常。

第二位小彭，就是我在维修店碰到的同事，那天我说赠她针一次，她说要减肥，并不是要调理月经的问题。

想着减肥，我就选了两组穴，前面：中脘、天枢、关元、足三里、三阴交，行手法催气，她的寒热感不强，不追求手法，留针1小时。

背面：肾俞、气海俞、大肠俞、关元俞，行温补手法，针感不强。

因为只针一次，并没有起到瘦身的效果。

昨天偶遇，虽然在当时没有什么反应，但是这4个月来她的月经量正常了，以前月经量一直偏少。

调月经量这个结果，真是意外的收获。

第三位是小李，她说一直痛经很严重，行经当天一般是不能上班的，看了我写的痛经医案，想着分别赠针，想试一试。

腹诊，一摸她的腰腹，就感觉到自己的指腹凉，因此判断她下焦有寒。

我说：那你就先坐着吧。

风池，先行针，热感到背，即起针。

让她趴着，取穴：肾俞、气海俞、大肠俞、关元俞（这是我常用的肾四穴），行温补手法。重点在关元俞行手法，温补法，针感一直传到足心，先冒凉气，半小时后，冒凉气停止；再行手法，冒热气，半小时左右，冒气又停；又行手法，又冒凉气。如此这般，大概两小时左右，气仍未排完。

我说：给你们三个扎针太耽误我下班了，寒气不能一次排完，下次再扎吧。

于是，给她起针了。

后来随访，次月来月经，只痛了半天，能坚持上班。

1周后，她在朋友圈给我留言：范医生，你有毒，第三个月就怀孕了。之前一直没怀上，扎过针后，就怀了。

这些疗效，都是针灸后数月，才得到的反馈。

我想说的是，人体的自愈力，其实真的很强。

当人的身体觉得不适的时候，可能是自愈力被抑制了，我们古老的高超的医疗技术——针灸，正是可以打开人体自愈开关的金钥匙。

只要启动了自愈机制，身体就能慢慢恢复。

从此，我不再追求强烈的手法刺激，一切针灸，以患者舒适为度，以激发自愈为主。

王道无近功。医生和药及针，都无法替代人体的自愈能力。

脑鸣案——记母病

记于 2016 年 5 月 3 日。

按理说，母亲重病，我应当立即回家，恰好那时我正在重感冒中，头晕脑涨不得回家，又遇到租房到期，这边得打包搬家，所以一开始，是用微信摇控治疗的。

2016 年 4 月 11 日，母亲在微信给我发了一条语音。那时，她刚用智能机，还不会用手机打字，只能语音。说感冒十来天了，一直不好，同时眼睑浮肿。

我的第一判断，只是个感冒而已，开个方子就能处理的事，所以一开始，我并没有着急。

近一两年，她感冒都是父亲在家抓感冒方子治疗，一直效果挺好，但这次用的方子失灵了，究其原因，是当年清明前后湿气比往年都重，我父亲不擅长祛湿。

于是我给母亲处了一个方子——人参败毒散。

她每次感冒，我基本就是用这个方子打底，加减起来，通常都是一剂起效，两剂痊愈的。

人参败毒散里的几味风药，能祛湿，因风能胜湿。这个方子可治寒湿，尤其是寒湿重，并兼有气虚者。

母亲平素阳虚，易心悸，又无茶不欢，早有水饮痰湿积聚，此方甚是的对。

所以，这次我也以为可以手到擒来。

但是没想到，在 13 日晚上，母亲又发来一条微信语音，说：脑子里嗡嗡响，天旋地转，只能躺在床上，起不了身了。

我心里咯噔一下，怎么这么严重，这像是泽泻汤证，水饮上头了。

马上处了泽泻汤，剂量并没有按原方，泽泻 30 克，生白术 20 克，1 剂。

14 日中午，微信说：没有太大的效果。虽然不晕了，但是耳聋，听到的声音，全是双重的，人非常难受。

于是我又处了一方：石菖蒲 10 克，郁金 6 克，杏仁 6 克，豆蔻 6 克，薏苡仁 10 克，法半夏 10 克，厚朴 10 克，通草 3 克，滑石 6 克，竹叶 6 克。1 剂。

我一直认为，这是感冒后湿蒙清窍。

打算用菖蒲通一通耳窍，但没有用处。

16 日，症状仍然没有缓解，母亲去镇卫生院，说要抽血同时验尿，因为最近尿也比较少。

除了有点轻微贫血外，没有查出什么异常。

因我在深圳，母亲在陆河老家，隔了几百公里，同时我先入为主一直以为是感冒引起的小毛病，也就并没有引起足够的重视。

吃了几天我开的药，没有什么效果，母亲就找了其他医生开些西药服用，觉得虚软无力，自己又买了补达秀（此前有过类似情形，我给她补过钾，事后我又宣教一次，见尿补钾，有尿才能吃补达秀，尿少吃了反而怕血钾过高抑制心跳。对于老人自己胡乱买药吃，我是深恶痛绝，却又无能为力）

16 日当晚 11 点多，给我打电话，说是头像要炸开了一样，不是耳鸣，是脑鸣，晕到坐不起来。

父亲说：她满头大汗，摸起来，头是凉的，体温只有 35℃ 多点。基础体温偏低的，高概率都是以虚证为主。

这是脱证啊！

当时，我马上处了四逆汤加生脉饮。后来与母亲对话，说是天旋地转，脑内轰鸣。

我问她耳朵堵不堵，她说有点像是堵。

我觉得，这像是梅尼埃病，于是又改回泽泻汤。

一个感冒，当真是变证丛生。

第二天，母亲说，睡了一个好觉，病像好了一样，我说别大意，再吃两天。

于是她又喝了两天泽泻汤。

我天天电话追着她，问她晕不晕，她说不是晕，是脑鸣，这个脑子里一鸣，头就晕，不鸣不晕，平时好好的，晚上一躺下就发作。

这种因体位改变而发作的眩晕（或者咳嗽），常于水饮病出现，泽泻汤应当对证。

好在这一天，一直没什么大事，就是仍有一点脑鸣，部位在左耳后少阳经所过之处。

她见自己精神好，又去广场跳舞。

这一跳，又开始晕了，我让她接着喝泽泻汤。

到了 4 月 19 日，说是又着凉感冒了，新添了畏寒。

我又处了一剂桂枝汤。

20 日，感冒症状解除了，但是仍脑鸣。

思来想去，我觉得，是不是颈椎也出现了问题？

这两年来，她是天天对着手机跟各种亲朋好友微信，天天刷朋友圈，头都是低着。

于是我又开了桂枝加葛根姜黄汤。

同时，服用济生肾气丸，能利头部水饮。

原以为一直这样调理，就能慢慢平淡下去。

到了 27 日，清晨 7 点，我还在睡梦中，接到父亲的电话。

父亲语气很着急、紧张、惊慌，说：昨晚又出现脑内轰鸣、头胀欲炸、不能坐立，汗脱欲死。

问：今天是不是要去做个头部检查？

我说：赶紧上县医院做个头颅 CT，还有颈椎的。

这一天，我内心忐忑、六神已无主。

到了十点多，终于出结果了——左侧基底节区腔隙性脑梗死，颈椎生理曲度稍直。

突然之间，我脑子就空白了。

妹妹发了一张母亲的照片给我看：面容憔悴、双目无神、眼睑下垂，舌质淡嫩，齿印极深。

我从来没见过母亲会有这种面容，她从来都是挺着腰走路，声音洪亮，笑声爽朗，那天的照片是整个人都耷拉了下来，没有了神气。

我继续看 CT 报告"病变边界清楚，周围无水肿，无占位表现，中线结构居中，余脑内实质未见明显异常密度"，这时内心才稍稍安定，起码颅内压不高。

但是表面上，仍然跟父母说，没什么大事。

这腔梗，就跟老年人长白发头、长骨质增生一样的，很多老人什么症状也没有，脑子里少则几个、多则十几个腔梗病灶呢。

我不知道是不是前几天泽泻汤的作用，感觉应该是有作用的，当时头部肯定是有水饮（可能是因为腔梗引起的水肿），泽泻汤把水利掉，第二天才能把头晕解除。

今天，不能再用泽泻汤了，这个方子，不能把水的来源从根子上断掉。

父亲问要不要吊针，我直接说不用。这一吊针，水饮又进去了，

再利就难了。（关于吊针，在乡下，老人生病，要是不住院吊个针，总会有闲言碎语，说子女不孝顺，生病了，不舍得花钱）

果断回家，喝中药先，我不知道其他人是怎么考虑这个病，但至少从我本意上讲，我是有底气去治的，我还能害自己的母亲？

我对母亲的体质比较了解，脾肾阳虚是一直有。

今天看舌质，舌体极胖大，还苍白，齿印子非常深——先健脾。

这头晕脑鸣，一定是风痰上扰——不用半夏白术天麻汤用什么？

当下处方：法半夏 10 克，生白术 45 克，天麻 10 克，茯苓 10 克，陈皮 6 克，红参 6 克，三七片 6 克，枸杞 15 克，全蝎 1 克。

1 剂。

这个时候，我就准备回老家一趟。

到了 4 月 28 日，从发病算已经 17 天了。

打算订票呢，早晨我打电话回家，母亲说：这次的方子，比以往的都有效，病好像去了九成，就是左耳后还有东西在响。

然后，喝了药有点口干，全蝎（还有蜈蚣），我是知道的，吃了容易口干。

一听症状缓解了，我的心就稍稍放下了。

正好马上要五一休假了，等两天再回家。（当时我内心好纠结，一边那么多患者等复诊，一边母亲抱病在家。听到症状缓解了，才没着急）

4 月 29 日，母亲说口干，今天的方子，我就加了玉竹 15 克。《神农本草经》里载玉竹也治风，近代医家刘衡如擅用玉竹治中风，于是我加了玉竹 15 克。

随后，我又咨询了几位朋友，看看有没有什么其他办法。

好几位朋友都劝我尽早针灸介入治疗，于是我们又讨论了一下针刺的穴位与手法。

4月30日，我回到家，母亲反馈说，加了玉竹后的方子不好，没有进展，反而稍有加重。

这十几天，整个人瘦了十来斤，摸脉，沉迟，滑而有力，此前用方无错，玉竹稍滋腻，影响了气机。

当晚就给母亲进行针刺治疗。

取左太溪，齐刺（扎两针），向下用力行刮法（扎两针是为了加速得气，也可以只刺一针，那么行针的时间就要延长一点，才能出现循经感），不一会儿，就出现了针感，循经走到后腰，连右脚也出现针感，酥麻温暖，随后针感行至肩胛部。（太溪为肾经原穴，补肾也补脑髓）

我再针右足三里，齐刺刮法，膝部发热，随后，针感亦行至肩胛部停止。（足三里补气）

最后再针左外关（取此穴，是因为脑鸣处就在少阳经上），齐刺刮法，针感行至肩部，不再走。

三穴的走气，都只到肩部与肩胛部，不能上头。

随后，三穴来回行针。总共耗时 15 分钟左右，起针。

母亲说，身上像被按摩过一样，想睡觉。

这 15 分钟，我是聚精会神，手法很轻柔，结束后，我已经精疲力尽。

这是我人生第一次这么细地辨证取穴、催气通行经络，原本我想可能非常难成功，没想到才 15 分钟，就成功了。

在这以后的三年多的实践中发现，越是生病的人，越容易出现针感，病与气会相感应。相反，健康的人，反而不容易出现这种循经感，因为健康，身体判断不需要调用气去修复不存在的病灶，你调了气，也没有目标。（还有一种，气极虚者，针感亦非常差，本身就少气，就催不到气）

5月1日，早上母亲跟我说，终于睡了个好觉了，虽然还脑鸣，但是跟以前不一样了，以前脑鸣，是脑子里面响，外面的声音像被隔绝了一样，是听不到的。

昨晚虽然脑鸣，但能听到外面的声音了。

这个反馈，是蒙着的窍开始通透了。

早上，接着针刺，穴位全反过来。

右太溪、左足三里、右外关。

右太溪与左足三里的反应与昨天一样，针感行至肩胛部。

但是，在右外关行针时，当时的针感，是行至头部了，一直像波浪一样一层一层荡到头部的病灶，用母亲的话讲"像通水管一样"。

至此我才感叹，针术不易。

执针十年，今日才操作出循经热感，及气至病所。

十年针灸，今日才有真正地作为一位针灸医师的觉悟。

5月2日，早上，母亲反馈：昨晚不记得脑鸣了。

似乎情况更好了。

于是又在三穴上，行了手法，不过今天没有行强催手法，用得非常柔和，就像波浪一样，给她的背部做了一次按摩。这次扎太溪时，针感很奇妙，她说十个手指头有气出来，我这边行手法，她那边出气。

调了两天的气，这次不宜做过多的手法。

所以，5分钟，我就起针了。

见母亲基本无大碍，我就回深圳了。

5月3日反馈：昨晚服用人参口服液，今晨已忘记生病了。

这大半个月，如梦一场，我到现在脑子仍是昏昏沉沉。

父母平安，子女在外才能安心工作，一有风吹草动，简直就是一场龙卷风暴。

终于明白，为什么古人说"为人子女者不知医为不孝"，愿意天

脑鸣案——记母病

·161·

下父母都身体健康。

同时感谢妻子，在我离开的这几天将搬家这件事处理得井井有条，我才能腾出时间做更多的事。

范医生按：时隔三年（2019年）再回头看，若不是当年及时留下文字记录，我都不太想起当时的情形了，自己生病、忙着搬家、准备结婚，突然碰上母亲病重，当真是焦头烂额。

再细想，现在我认为，一定是外感引发了脑梗。这种事，太常见了。

尤其是冬天，一个着凉，人就中风了。

这也是为什么在早期治中风，用的续命汤系列方中，会有那么多的解表药。

平素，母亲就有痰饮，外感勾动了内饮，并上头到脑，这是中医的机理。

当然了，外感寒湿，也会引起血管收缩，一方面加剧了病灶的缺血，另一方面也增加了病灶的压力。颅压高，住院的话，多用甘露醇利尿消肿降颅内压，而中药的泽泻汤就有相似的作用，利水饮止眩晕。现在讲这个，似乎有点事后诸葛亮，但不排除这个机理。

好在母亲身体基本无大碍，但从那以后的大半年，都不能剧烈活动，每次跳广场舞都头痛。后来父亲在家也时常给她开点补肾补脾药，如果我回老家，也会再给扎扎针，慢慢地，她的精神就恢复过来了，也可以跳广场舞了，还能帮我弟带带孙子，只是不宜劳累。

事后不得不感慨，母亲生的这场病，竟然成为了我打开针刺手法大门的契机，也是一个激励，坚定了我练习指力的信念。

也多亏好友刘高峰当年给我讲解了《张缙教授针刺手法学术讲稿》，使我坚持了张老的练习方式——扎抽屉，最后开花结果。

再按：又再隔两年（2022年1月）看，人到中年，一地鸡毛，父母已老，2020年夏秋之间，我父亲说头痛脑鸣，我妹带着他上县

范医生的针言灸语
——针灸临证思维实战解析

城中医院检查。

头颅 CT 示有脑萎缩和腔梗，跟我母亲当年的报告差不多。

我妹说：公交车上就发现他在身上摸来摸去，说是忘记了带老人卡。其实是在口袋里。

再回忆他近期的表现，易怒，遇一点事谩骂不休，固执钻牛角尖，健忘，不能交代他办事，一办事即想马上做好，非常着急，做不好就骂人，逮谁骂谁。

这一系列症状，其实不少老年人都有，就是肾中精气已经不足了，水不涵木。

肾主骨生髓，脑为髓海，脑的问题，就要补肾。

我在毕业头几年，治脑血管意外的患者比较多，大多有相似的症状，只不过我父亲没有表现出偏瘫的症状，也没有我母亲当时那么严重。

不管怎样，这一类我都当成中风来治。

一开始，用了天麻钩藤饮先缓解症状，但是效果不明显。

于是我就让我妹妹给他针刺。

选的穴位：局部取穴百会、太阳；化湿取尺泽、阴陵泉；补气血足三里、血海；补肝肾太冲、太溪。

年高者补肝肾，太溪、太冲可滋水清肝；以前长年干的是力气活，补气血是应当的，而且气血足了，经气行走起来才快，疏通效果才好；父亲有慢性结肠炎，常年舌苔厚腻，取尺泽、阴陵泉是常用穴对；百会、太阳就是局部取穴改善脑部病变。

这些穴位，除百会是平刺之外，其余均为直刺，稍捻转得气后留针，留针时长为 1 小时左右，每周 1 次。

他这个脑鸣，后来跟我说，其实响了有 5 年，跟铃铛似的，有时轻，有时重，有时也不响，所以没有特别在意，是在 2020 年加重后，才去做的检查。

随后，我妹每周给他扎针，一直坚持扎了3个月左右，脑鸣和头痛不觉不知就消失了。

但这个问题不可能马上就痊愈的，只要劳累，又会反复，所以一直坚持扎针，到现在（2022年1月）已经扎了一年半有余。

但是症状较一年半之前，已经是很轻了，偶尔有头痛或轻微脑鸣。

再回头说我妈，她这五年多来，也没有完全好透，不过生活方面基本上跟正常人没有区别，只是不能熬夜，有一阵子帮我带娃，睡不好时，会感觉左腿发硬，在深圳吃吃中药能好转，后来回老家，我又让我妹给她坚持扎针，太溪、太冲、足三里、血海这些，扎上几次，又恢复正常。

所以，对于慢性病，针灸虽然有点皮肉之痛，但跟病痛比起来，实在不足一提，还是要坚持，才能收到良效。

其他病案

案 1　腰扭伤案

这个男性患者，之前一直听他太太说，范医生的扎针功夫多么了得，一直将信将疑。

这次腰扭伤了，总算让他等来了机会。

说起这次的发病（2020 年 1 月），是由于近期开始每周打网球，有时会发力过猛，总感觉腰部有点受伤，打完球后几天慢慢觉得脚底心在触地的时候有痛感。这种痛并不是很明显，也就走路的时候脚一落地，脚心处就会有伤筋的疼痛感，有点类似前一天爬山过猛，休息一整天后走起路来的酸痛感。

有点类似他以前在学校打球，总是遇到的情况，当时也没在意。

近期刚恢复打球，就再次出现这种情况，所以他自己估摸着可能是运动导致的伤痛，便决定来找我扎一针。

我听他简单叙述了症状后，让他摊开双手，握拳，再松开，找到中指在掌心留下印子的位置，干脆利落地扎了两针。

他说让他想到了港片里黑社会大佬们在街上拿刀互砍，砍到手上的感觉。

接着我让他走两步试试。

他试了一试，说脚底的疼痛感果真没了。

他忍不住喊了一句："太牛了！前一秒还能明显感到的伤筋痛感，现在我怎么踩都感觉不到了？"

还在他兴奋之际，我说："你先出门走10分钟，回来给你松松腰。"

他说他慢慢走的时候，细细感觉了这针的功效。

这针确实挺疼的，两手臂被他紧紧收在腹部两侧。双脚有点麻，也可能是他怕疼导致有点腿软的感觉。

他很好奇，手掌这个位置竟然能和脚底联系在一起。

等过了10分钟，我让他回来，到治疗床上趴着，拿针在他腰部关元俞扎入，捻转了几下。

我说："你脚痛的问题还是腰部有伤导致的，我给你松松，你就舒服了。"

不一会我就完成了"松腰"，他说他立马感到腰部扭伤的感觉已经没有了。

又说从来没体验过这么快从痛到不痛的转变，说范医生的扎针技术让他彻底"被中医打败"。

原来中医既可以慢工出细活，也可以达到立竿见影的效果！

范医生按：他是足弓痛，我取的是劳宫穴，取上治下，对应点治疗，这种方法，对于气滞型的疼痛，效果特别好，但是治标的时候多，很快就反复。根据患者的自诉，我相信他这是因为腰的问题，牵扯到足底，不要小看力的杠杆作用，会传导到足的，于是我扎了关元俞来松开他紧张的腰肌，从而改变力的作用。

最后随访，扎完当下不痛了，到了下午又慢慢痛，因为松了腰到第二天，就基本上没有感觉了，第五天，仍然疗效巩固，可以肯定治愈。

案 2 腰椎间盘突出症案

这是一则很简单的病案。没有曲折，没有反转，也没有病机的变化、证型的转换。

有的只是辨证论治和坚持。

我坚持要记录这个看似价值不大的案子，要传达的是一个信息——守。

王某，男，37 岁，初诊 2018 年 9 月 21 日。

主诉：腰痛 1 年余。

两年前打篮球扭伤腰，当时 X 线拍片示腰椎第 5、6 椎间盘有突出，去深圳某医院做了 3 个月的理疗加中药贴敷，症状轻微好转，但时有反复，未再治疗。直到 2018 年 7 月开始出现双足底发麻，腰痛也开始逐渐加重，弯腰难以直立，无法正常走路，于是继续 3 个月物理治疗，没有进展。于 2018 年 9 月底开始来我这里治疗。

来的时候仍然腰痛，稍微走一小段路就痛到无法站立，脚麻，平时入睡困难，容易醒，尿频，晚上会起夜三四次，舌淡红苔薄，脉象比较弱。

患者的腰痛是外伤引起，外伤一般都会有瘀血的病机，这个瘀血如果当时没有散掉的话，会存在很久，这就是为什么受伤过的地方会容易再次受伤——局部气滞血瘀。

刚开始出现外伤的时候用活络效灵丹效果非常好，可惜已错过时机，日久瘀血会入络，用桂枝茯苓丸更为合适，里面的桃仁可入络。久病必虚，患者来的时候整个精神不振，加上舌脉都是肾虚的表现，所以本病辨证为肾虚血瘀，虚实夹杂。在桂枝茯苓丸的基础上加了金匮肾气丸，用较为平和的巴戟天和淫羊藿代替附子，是我的常用经验（若是急症仍用附子），鸡血藤和土鳖虫可以引药入络并活血。所以首诊处方为：桂枝 10 克，茯苓 10 克，牡丹皮 10 克，白芍 10 克，桃仁 10 克，巴戟天 10 克，淫羊藿 10 克，熟地黄 20 克，山萸肉 15 克，山药 15 克，泽泻 10 克，土鳖虫 10 克，鹿角霜 15 克，鸡血藤 30 克。

并做了温针，取穴：关元俞、肾俞、承山、三阴交、天井。

关元俞和肾俞不仅能局部治疗腰痛，还可以起到补肾的作用，三阴交补肝脾肾阴，天井和承山为治疗腰痛的常用经验用穴。

1 周后复诊时患者只是感觉腰部松快了一点。不仅腰仍然痛，脚麻还加重了。

虽然效果不明显，但是我仔细察过舌脉后，确定仍然属于肾虚血瘀的病机，并没有改变思路，效果不理想肯定是时间不够，毕竟患者有两年的病史，坚持补肾活血，加强了用药，在原方的基础上加了杜仲、怀牛膝等，并加大了熟地黄和山萸肉的量。

桂枝 10 克，茯苓 10 克，牡丹皮 10 克，白芍 10 克，桃仁 10 克，巴戟天 10 克，淫羊藿 10 克，熟地黄 30 克，山萸肉 20 克，山药 15 克，泽泻 10 克，土鳖虫 10 克，鹿角霜 15 克，鸡血藤 30 克，杜仲 15 克，怀牛膝 30 克，酸枣仁 15 克，桑寄生 15 克，骨碎补 15 克，黄柏 10 克，知母 10 克，丹参 10 克。

温针，在原有穴位上加了太溪、昆仑以加强补肾的作用，去掉了天井。

这个处方我一直坚守了 3 个月。

患者大概每半个月来复诊一次，每次回访都只是腰部松一点点。

一直到 12 月底，他的脚麻才慢慢消失了，脚麻愈后腰部疼痛才开始有明显的缓解。

2 月份过年，患者回老家，不方便治疗，所以带了 1 个月的补肾膏方服用。

直到 2019 年 3 月来复诊时，患者才说腰痛完全没有了，入睡也有明显好转，已无尿频。

但是精神还不太好，所以想继续调理睡眠和精神状态。

从 2018 年 9 月 21 日，治疗到 2019 年 3 月，整整 5 个月时间，患者的腰痛才痊愈，尤其是前 3 个月腰痛几乎没有缓解，但是我没有更换过处方，一直坚持自己的判断。

患者也一直坚持治疗，所以才有了现在的成果。

整个治疗过程看似简单，难就难在坚持，患者要对医生有足够的信任和坚持服药的耐心。

有句话说，得了多长时间的病就要用多长时间来治疗，在慢性病上，这句话一点都不夸张。

可能有的人得了很久的病，只吃了几服药就好了，这种情况也有，但那大多只是气分上的病，气机一恢复，病就好了。

如果你不是那个幸运儿，那就沉下心来，给自己的身体一点恢复时间，给你的医生一点信任，反思一下以前有没有不良的生活习惯，有没有熬夜打游戏、刷微博，有没有经常喝冷饮，吃煎炸食物、吃甜食，或者有没有长久伏案加班工作，有没有长时间不运动。如果有其中一项或者几项，那这次生病就是身体给你发出的警告，你忽视了它的感受。这个身体要承载你几十年的生命活动，不好好爱惜还等什么？

治病是一个相互的过程，在双方建立了信任之后，医生也要有自己的判断，如果辨证准确，就不要总是换思路，换处方。

要坚持辨证论治，没有别的，就是"辨证论治"四个字。

碰到肾亏的，你就死磕补肾。

案 3 面麻案

郑某，女，28 岁，初诊 2018 年 11 月 2 日。

主诉：头两侧发麻伴头痛 1 天。

现病史：昨天开始出现面麻头痛，两肩酸，鼻干，腰痛，舌淡嫩苔薄，脉浮。

诊断：痹证。

处方：黄芪10克，党参10克，白术10克，当归30克，炙甘草6克，酸枣仁10克，龙眼肉10克，木香10克，远志6克，柏子仁10克，茯神10克，肉苁蓉10克，锁阳10克。

温针，取穴：合谷、外关、关冲、太冲、足临泣、血海、太溪。

范医生按：因诊务繁忙，问诊时间有限，有时凭脉取穴，很多细节来不及问。这病起得急，脉又浮，所以，我认为这是外感病。

但这也不仅仅是外感病，这是血虚受风的案例。

我之所以这么判断，皆因她在我这里长期调理，此次外感，只是调理过程中的一个小插曲而已，随拨随应。

在病发作之前，患者刚做了人工流产，气血已亏，现在我正给她补益气血。患者素有心痛、气短、腰痛等症，以归脾汤养血加苁蓉、锁阳补肾填精。

恰好当天外感，以针调之。

针后病即去一半。

于是当天及时让工作室成员随访补充信息。

患者留言：要说特别不舒服是从前天开始的，坐地铁吹到空调风，那天肩膀就很酸疼了，

昨天早上开始两腮就发麻，昏昏沉沉的，中午吃完饭整个人就躺在床上，后面喝了两包小柴胡颗粒，效果不好。

今天找范医生看，范医生扎针那会，整个人就很舒服了，腰是最明显的，有流汗，脚底一直在排寒气的感觉，反正现在腰是很舒服，头也不是很晕了，就是还不能吹到风。

事隔一天，再随访，面麻、头痛之症已消失。

下面分析一下，取穴的原理。

合谷、外关、关冲——常用外感组穴。

关冲、足窍阴——因患者是侧部头面麻木伴痛，又是外感初起，我认为是少阳经受风寒郁闭从而化火，火热冲击头面，当从少阳经之井穴泻其郁火，于是用这一对穴，行点刺之术。

合谷、太冲——此乃四关穴，在我的理解里，四关穴以息风为主，无论内外和外风，都可以得到平息。当然了，合谷为手阳明之原穴，它可以承受皮毛的邪气。为何这么说？皮毛之邪，应该犯的是手太阴，为什么说手阳明的合谷承受皮毛之邪？皮毛之邪犯的是手太阴的表部，邪气还是入了太阴的，可太阴是脏，正气一般是满的，所以邪气一般进不去，会往与之表里的经走。手太阴与手阳明为表里，太阴为里，阳明为表，邪终究还是要从表出的，所以，最后还是得从手阳明出去，取合谷正好，当然了，商阳也可以，可是已经取了少阳的井穴，商阳就不多动了。太冲是肝之原穴，肝藏血，血亏则易生内风，内风窜动，会出现各种症状，头痛头麻也可以是内风导致的，调肝，就可以调内风，太冲是极佳的穴位。所以，合谷与太冲组成的四关穴，有极佳的息风作用。

血海——补血，养血息风止痛。

太溪——肾经原穴，补肾壮腰。

以上穴位，除井穴外，全都在针柄烧艾，先泻后补。

最后，患者出现排寒反应，寒气从足底走。排寒气这种反应，说起来很不可思议，可是我在门诊上，近七成寒体患者，都有足底生风的感觉，起针后，病去大半。

因为诊务繁忙，对于行针手法，我无法操作过多，仅得气酸胀便温针，温针可以替代行针且能持久得气。

在穴位选择的时候，其实已经安排好补泻了，所以，并不追求手法，亦可出现排寒的感觉。

如关冲、足窍阴先泻邪火，合谷、太冲则为平补平泻调和气机，最后血海、太溪补血补肾。总体取穴，攻补平衡。

案 4　无名肿毒案

刘某，女，37 岁。2019 年 10 月 11 日因皮肤瘙痒来就诊。

起因是 4 天前，在海边游玩，因为海水浑浊，被不明物体蜇伤，刺痛难忍，锥心的痛。当时并没有在意，当晚还吃了酒糟蛋，随后出现了双下肢大腿以下皮肤红色丘疹，溃烂渗水，瘙痒难忍，无法入睡。遂前来就诊。

这属于无名肿毒。

急病，症状严重的要按实证来治。

证型属于下焦湿热，用方四妙散合五味消毒饮。服 6 剂，红肿消退，但仍瘙痒难眠。

二诊再以此方加桑叶、牡丹皮、栀子、二至丸、茺蔚子、益母草等，就是在去湿热的基础上，再加入息风止痒药，但效果欠佳。

三诊改用针灸，以清热祛湿、凉血息风为治疗原则。

取穴：合谷、太冲、行间、内庭、血海、足三里、神阙。

足三里、内庭、合谷——清阳明经湿热；

太冲、行间、血海——凉肝血，息肝风；

神阙拔罐——专穴专用，有止痒的作用。

针后瘙痒明显缓解，同时服用当归拈痛汤，养血扶正，祛风止痒。

再隔日遵循上穴针灸，数次而愈。

大体的取穴思路：

首先是清热利湿。

湿热证，下焦湿热，湿和热从阳明经透。

清湿热取的是阳明经。阳明经多气多血，取阳明经有用泻法的意思，阳明经的清热作用比较明显。

第二是凉血息风。

凉血取的是肝经。肝藏血，血热从肝走，而且瘙痒说明是有风，痒为泄风，所以选肝经可以起到凉血息风止痒的作用。

这是一个典型的、简单的辨证取穴方法。

类似蚊虫叮咬的这种毒，就是解毒。

毒很明显的一个发作特点就是非常迅速，而且猛烈。这和风的特性非常相似，所以我取肝经的穴位来息风，它能起到一个缓和应激反应的作用。

因为肝为将军之官，将军之官就是迅速果敢，外邪入侵身体的时候有果敢决断的作用，猛烈地去还击，肝是体阴用阳，用阳的意思就是迅速处理。

但是过于猛烈身体就会不舒服，比如剧烈的瘙痒，晚上根本睡不着觉，所以要从肝去调。

所有的穴位都是一个外邪达表的途径，比如说井穴就是邪气的出口，阳明经是厉兑，肝经是大敦。

但是为什么取行间和内庭，而不是大敦和厉兑呢？这是以荥代井，因为要留针，要做温针，温针是用温通的作用，能起到加速表邪外达的作用，还是给邪气以出口的意思。

这个案例很简单，但凡有湿和热，就可以按照这个思路，重复使用，最后在神阙拔罐，针刺采用的仍是温针法。

案 5 左胁痛案

一男士，说左胁痛了大半个月。

我看了一眼舌象，舌红苔黄腻，心里就有点数了。

诊疗中间，我观察到，这位男士脾气急躁，对他儿子吼过几次，大体性格我能感受到。

基本上是肝火旺，肝胆经有湿热之表相。

我问他嘴巴苦不苦？他说苦。

大便黏不黏？他说黏。

我再细看脸色，暗红，有热。把脉，弦而弹手。

我记得还问他有没有喝酒？说是平时有喝点。

虽然解剖上，肝在右胁，但左胁其实也归肝气管辖。

当下，我就决定先用针灸治疗。

取穴：左阳陵泉，足少阳胆经合穴属土（左侧有脾、胰，从某种角度看，属土，取此穴有木疏土之意），又是筋会（能治疗经筋病变）；右间使，手厥阴心包经的经穴，属金，与少阳为表里经，穴位本身有很强的行气作用。

患者躺好，先扎左阳陵泉，行捻转手法催气，当下左胁即感轻松；再扎右间使，提插行气，左胁开始发热。

留针5分钟，起针，患者诉痛失一半。

同时开方，柴胡疏肝散，5剂。

我原以为只是轻微的肝气郁结，很快就会好，谁知道后来又来复诊，左胁痛并未痊愈。

再追问，他说他是派出所的民警，因一个多月前，为了救一位跳楼的人士，急速奔跑，抱住对方，当时左胁被对方的脑袋撞了一下，一开始没感觉，后来慢慢出现了左胁痛。

听完后，我对警察叔叔肃然起敬。决定再扎一次，认真行针！

仍然取上次穴位，因有外伤史，肯定有瘀血，再加局部一针，留针半小时，10分钟行针一次，局部有热感。

起针后，痛又减轻了一半，患者很高兴，说隔1周再来。

第三诊时，胁痛基本不再作痛。

随访1年，无复发。

案 6　祛斑案

一女士，因产后腰痛来诊，于腰上关元俞扎针，行热补法温肾散寒，足底排出大量寒气。

如此针刺两三次后，腰痛即愈。

事后患者看其他病时说：腰上的斑消失了。

我一视，果然，原来腰上灰蒙蒙一片的斑，完全消失了。

案 7　阴道炎案

某女，主诉：反复外阴瘙痒灼痛 5 年。

现病史：反复外阴瘙痒数年，白带颜色绿黄，阴道有辛辣疼痛，同房后加重，伴有腰酸痛，肛门瘙痒。舌淡红嫩，苔薄，脉软。

诊断：阴痒。

处方：当归 10 克，川芎 10 克，白芍 10 克，茯苓 10 克，猪苓 10 克，泽泻 10 克，白术 10 克，滑石 15 克，阿胶（烊化）10 克，鸡冠花 10 克，椿皮 10 克，瞿麦 10 克，生蒲黄 10 克。

7 剂，水煎，每日 1 剂，早、晚分服。

她吃了药后，阴道痒痛、腰痛都缓解了。

但是外阴一直痒，阴道内有一种辣辣的痛，什么时候发作都不知道，可能人刚刚还好好的，走在大街人突然就痒起来，十分窘迫。

又治了一个多月，我叮嘱她，不要同房，最后大部分症状都没有了，只剩一个问题，就是阴道内辣痛。这个真是，上医院查，没有感染。

最后，实在没招了，我说：你结合针灸吧，光吃药，可能不太够。

她同意针灸，又说：实在吃药吃怕了，能不能不吃药了，光扎针。

　　我说行。

　　于是给她扎了肾俞、气海俞、关元俞、次髎，四对穴。

　　没想到隔天复诊，她说几年的辣痛感没有了。

　　为什么针刺效果这么好？

　　我琢磨了几天，想明白了。

　　她这个是结构性的问题，是骨盆的问题，骶髂关节肯定有错位，因为骨的结构性的错位造成了经络不通，久而久之，郁而化热，又结合了湿，形成了表面上看起来是湿热的阴道炎，底下是骨结构的问题。

　　所以，前面的药，只是治了湿热，却没有办法恢复骨头的移位，才会留了个尾巴治不好。

　　而针灸，尤其是我扎了关元俞这个穴后，刺激了局部肌肉的供血供氧，恢复了肌力的平衡，自我矫正移位，达到了治疗作用。

　　为什么恢复肌力，就能正骨？

　　同电线杆子歪了，我不用正电线杆子，我拉固定杆子的钢绳也可以正电线杆子的道理一样。

　　最后，我突然想起了一年半前看的一位患者，也是治疗阴道炎。

　　她也是之前在其他地方吃中药吃怕了，第一次找我，就提出：不想吃药，只想扎针。

　　我满足了她的要求，坚持针灸治疗。

　　平时这位患者极讲卫生，内裤都用高压锅来蒸煮过，可是炎症还是反复发作，最后，却是不经意间，用针灸治好了。

　　而这位患者，我也是在关元俞、腰眼附近用针行了手法。

　　可见，有一类阴道炎，可能仅仅是骨盆的位置不正而已。

案 8　湿疹案

2017 年 6 月，我的一位在美国的女学员，带孩子去了一趟农场，相当于中国的农家乐，看些牛啊，羊啊，马啊，猪啊，什么的。

回来后左手小拇指指尖就得了湿疹。

这个地方不能碰水，一碰水皮肤就起水疱，然后出水、渗血，很疼。若保持干燥，就结痂脱落。遇到水就再如此循环反复。

虽然湿疹面积并不大，问题不严重，却很影响她的生活。

洗碗、洗衣服、洗澡她都要戴手套。在美国看了西医，涂了两种药膏都不管用。

她们学校有很多很厉害的老师，下课她问老师，老师都说不用管它慢慢自己就好了。但一直没有好，持续了 4 个月。

最后她自己也不抱希望了。当时学校里有个非常年轻的针灸老师，偶然聊天问到这个问题，那位老师很坚定地当即给她放血。

在左手小拇指的十宣穴，仅此一穴，放了好多好多的血，说要把她的毒血放出来。

放到她的手指发白了。

然后取穴筑宾和阴陵泉，留针 20 分钟。

只治一次，彻底痊愈，再无反复。

这令她很感叹针灸的神奇，更坚定了努力学习中医的信心。

范医生按：这个案例是很有价值的。

治疗湿疹，一定要坚持辨经论治。

湿疹发于皮肤，而皮肤有经络的走向，大多时候，湿疹会发于一些穴位之上。

之前我在公众号上写的《地仓湿疹》，就是以足阳明胃经为主。

这位同学的发病位置，位于左手小拇指，这个地方，不是在手太阳小肠经上，就是在手少阴心经上，看这个老师的取穴，我推测是在心经上。

首先取十宣，是就近取穴。

第二个阴陵泉，是化湿的常规穴位。

第三个筑宾穴，这个才是最妙的地方。

筑，通祝，为庆祝之意。宾，宾客也。该穴名意指足三阴经气血混合重组后的湿凉水气由此交于肾经。也就是说，这个穴位，跟肝经的蠡沟承肝经的浊气一样，筑宾也可以承肾经浊湿之气。

另外，筑宾穴交阴维脉，阴维脉病变多见心痛，上与手厥阴心包经的内关穴脉气相通，所以筑宾可以治心之病变。虽然内关是手厥阴心包经之穴，可是心包是可以代心受邪的。

手少阴心经上的湿疹，即手少阴有湿气，可以传到同名经足少阴上，而筑宾通过阴维脉上交内关，其实可以实现交通心肾，然后承接心经的浊气，往外排，毕竟湿性趋下，从下引湿，省不少力气。同时，肾主水，取肾经的穴位可以化水湿。

案 9　阴疮案

2019 年 5 月 21 日，一患者来看痛经。同时自诉外阴旁起了一个肿块，火疖子，非常痛，有微小的脓点。

我一听就明白了，这个是阴疮。

这个是很常见的疾病，只是长在隐私部位，很多女士难以启齿。

阴疮，中医病名，是指妇人外阴部结块红肿，或溃烂成疮，黄水淋沥，局部肿痛，甚则溃疡如虫蚀者，又称"阴蚀""阴蚀疮"。阴疮多见于西医的外阴溃疡、前庭大腺脓肿。本病及时治疗，预后良好。但也有少数患者转为恶性，预后差。

肝的经脉是绕生殖器而过的。所以，阴疮大多是要责之于肝经——火毒。

可是火性应该要炎上的，在上部为主，怎么会发在下阴部呢？

我告诉你，这个火，其实是被湿气带下去的，湿性趋下。

所以，这个部位的阴疮，以肝经湿热毒为主。

当时她来看的时候，是坐立不安，下部热痛。

急症嘛，当以针灸治疗为主。

取穴：蠡沟、太冲、大敦。

大敦是肝经井穴，扎的时候很痛，但是可以泻肝火。

太冲是肝经原穴，补泻一体，可补肝血，也可以疏肝气。

而蠡沟（取穴方法按王居易老前辈的思路，约位于三阴交上 2 寸），专穴，专泻肝经湿热。

三穴直指病机，不多不少。

扎上针后，在蠡沟、太冲的针柄上烧艾条，以达火郁发之的目的，而大敦直刺留针以泻火，有发有泻，是个流通的状态。

留针的时候，她就觉得阴疮部位疼痛马上缓解。

我同时开了少腹逐瘀汤加龙胆草、皂角刺、白芷等清热解毒透脓的药。

当晚，疼痛有反复，第二天即溃破，流了大量的脓液后，很快就收口了。

12 天后复诊反馈，阴疮已愈，继续调理痛经。

案 10 鼻窦炎案

2018 年 8 月 29 日来了一位女患者，主诉也算奇特了，是从印堂到鼻子这一段，有压迫感，而且觉得麻木，已经持续 1 周了。

问：怎么发起来的？

答：不知道，没感冒，没诱因，就突然开始出现了这种症状。

就是最近有点累，舌质偏淡嫩，苔薄润，脉有紧象，却跳得和缓。没有鼻塞，没有喷嚏，没有鼻涕。

不像鼻炎，就是没有什么辨证的指征。

你说怎么办？真无证可辨吗？

有的，我给你辨一辨。

从主诉开始，因为不涉及脏腑，是经络病，所以从病位去看。

发病部位在中庭，即印堂到鼻这一段，从头面病位辨，阳明主面，所以，先从阳明经络考虑。

麻木——气虚则麻，血虚则木。但是痰湿与瘀血，均能阻碍气血的流通造成局部的气血亏虚。

压迫即是重感——湿性重浊。

以上综合，阳明气血亏虚夹有湿邪。

从伴随证看：

素来疲乏少气懒言——脾气虚；

舌淡嫩苔薄润——虚证；

脉紧——有寒；

脉缓——偏虚。

以上综合，脾气虚，稍有寒。

再汇总：阳明经脉气血亏夹湿、脾虚偏寒。李东垣说过"脾胃虚则九窍不通论"。

治法：温经通络，健脾兼通窍。

1. 温经通络

取穴：印堂、中脘、合谷。

印堂——属于局部取穴，平刺法；

中脘——辨证取穴，为胃的募穴，能治头面阳明之病变，能排胃中之痰湿，平补平泻，加烧艾能温通除湿；

合谷——循经取穴，为手阳明大肠经原穴，能治头面阳明之病变，面口合谷收，平补平泻，加烧艾能温通经脉，原气有补气血的作用，正好补阳明之气血亏虚。

效果：起针后，当下症状缓解一半。

2. 健脾兼通窍

因为李东垣说过健脾胃，九窍的问题都能解决。

于是我用了聪明益气汤，健脾通窍。7剂。

1周后复诊，说针灸后，病去一半，随后便一天比一天好，复诊时已经没有症状了。

所以，针灸加药，病就不闹。

治完了，我其实也不能确诊是什么病！

但是，不管了，病人要的是什么？

舒服。

对，舒服不就得了？

管它什么病，反正病机这么清晰。

经常听到一些中医，特别是年轻的中医，说无证可辨。

反省一下，证据真的收集到位了吗？

做一名合格的中医，就是无论你用什么药，扎什么穴，背后一定要有逻辑在，一定要有证据链支持你这么做！

到了这一步，你会发现，治病，就像学生时代做数学题一样，治病，就是解题。

案11　失眠案

地仓透颊车，这个操作其实在针灸中并不陌生，常用来治牙痛、三叉神经痛、面瘫等，即使不辨证，用作局部取穴，效果都是极好的，但拿它来治失眠还很少见到。

最开始这个方法还是一位同事从另外一个针灸老师那儿听来的，

他自己本身有严重的失眠，自己试着扎完后，睡眠时间当晚就延长了，听起来很神奇，刚开始我想也许是个例。

我本人临床上常用的治疗失眠的穴位是神门、太溪、大陵这些，大多数疗效都很好，但也确实有一部分患者进展不大。

于是我就在辨证的基础上加了这个穴位，没想到真的出现了令人惊奇的突破。

下面举两个病例。

例1：张某，女，39岁。初诊时间：2018年7月11日。

患者自从3年前生产后，心情抑郁，精神不佳，3年间几乎没有睡过一个好觉。平时还容易心慌、胃痛，尤其生气后，胃痛会加重，失眠也会加重，近1年月经量少，畏冷亦畏热，多汗，体胖，舌淡苔薄，脉弱。

门诊上我用温胆汤、六味地黄丸、镇肝熄风汤等加减治疗半年，情况虽有好转，但患者情绪比较敏感，还是一生气就很容易反复失眠。睡眠的时间也很短，平时仅能从夜间12点睡到早晨5点。

在某次复诊时，我忍不住对患者说：你试试针灸吧。但患者是一个反应敏感、极其怕针的人，最后我说：那就只给你地仓穴扎两针，不行针，不烧艾条，也不加电针。

患者同意后，我给她扎了地仓，向颊车方向透刺，大约1寸深，留针半个小时。

起针后患者说刚扎完后地仓处就有明显热感，持续10分钟后，热感从头顶传至大椎处，自觉有气流从大椎出沿膀胱经至足底冲出体外。当晚回去，睡眠就从晚上9点持续至早上6点。随后麻涨感一直持续了3天才渐渐消失。睡眠持续好转，情绪也没有之前低落。1周后回访患者睡眠仍然很好。

例2：郑某，女，36岁。初诊时间：2019年3月18日。

患者做餐饮很多年，需要熬夜工作，收工时已到凌晨两三点了，4点左右才能入睡，8年前开始出现入睡困难，睡眠也很浅，容易醒，醒来后难以入睡，每天睡眠时间大概只有2小时。平时月经量少，色暗、有血块，偶痛经，近两年月经先期，行经期间头痛头晕，手脚冰凉，小腹凉，声音嘶哑，饭后易胃胀，舌淡红嫩苔薄白，脉紧细。

月经量少，先期，行经期间头痛头晕，手脚冰凉都是气血亏虚的表现，血不养心。脉细是血虚，紧主寒，月经还有血块，颜色偏暗，说明血分还有寒气。长期熬夜消耗心血的同时，肾精肾气也会消耗，总体来说辨证为心脾气血亏虚，肾精不足导致的失眠。

处方引火汤，并温针关元俞、肾俞、三阴交。

关元俞、肾俞补肾气，三阴交滋脾肾阴的同时还有活血化瘀的作用，前两次针灸后无明显的效果。

第三次改为隐白、厉兑，并以地仓透颊车。患者在针灸时就已经有了睡意，当晚回去睡眠时间加长，以此组穴位每两三天针灸一次，治疗1个月后，患者睡眠质量提高，时间延长至6小时，手脚已转暖，月经也没有提前了，但是小腹仍凉，守方治疗而愈。

半年后随访，由于工作关系，黑白颠倒，失眠反复。

隐白、厉兑也是我治疗失眠的经验用穴，隐白为脾经的穴位。

隐白，隐，隐秘、隐藏也；白，肺之色也，气也。这个穴名指的意思就是脾经体内经脉的阳热之气由本穴外出脾经体表经脉。

同理，胃经的阳热之气也是由厉兑而出，所以浅刺这两个穴位可以让体内多余的阳热之气散出。阳不入阴则不寐，失眠的人会有部分阳气外浮导致机体亢奋难以入睡，同时这两个穴位也有调理脾胃的作用，所以治疗脾胃虚弱引起的失眠可以尝试用这两个穴位。

地仓是足阳明胃经上的穴位。

其实从文献上来看，并没有能治疗失眠的直接证据。但地仓是足阳明胃经在面部与阳跷脉的交会穴，而阳跷脉可以治疗失眠。另外，这个穴位在面部，口角旁开 0.4 寸，上直对瞳孔，仔细研究的话，位置比较特别，绕口唇一周的经络很多，比如足阳明胃经、足厥阴肝经、冲脉以及任脉，而地仓就位于绕口唇一周的上下交点处，所以针刺地仓穴可以刺激到多条经络，其中冲脉、任脉还可以调节神志。

另外，地仓与颊车之间其实也算是足阳明经与手阳明经相交的地方，足阳明经到承浆与任脉相交，手阳明经到人中与督脉相交，地仓透颊车，其实算间接地沟通了任督二脉，也就是沟通了阴阳，阴阳可相交了，当然就可以入眠了。

具体在临床中怎么使用呢，虽然在辨证的基础上都可以使用，算是一个特效穴了，但通过数十例的观察，发现脾胃问题引起的失眠最为适用，毕竟地仓是胃经的穴位，再加上经验用穴，组成了较为固定的处方：地仓、隐白、厉兑。

头部的地仓，脚部的隐白、厉兑，也有上下相交的意思。

脾胃虚弱者——加足三里、建里、阴陵泉等；

胃气不降者——加中脘、天枢等；

肝胃不和者——加太冲等；

兼脾肾不足者，合用气海、关元、三阴交、太溪等。

案 12　崩漏案

案 1：我有一位患者，是漏证，就是月经总是滴滴答答地拖延，每次一来，就来个十几二十天，刚停没几天，又来月经，严重影响生活质量，人的精气神都差，脸色无华。

这个病，她反反复复治了有小半年（2016 年）。

最后转到我这里来治。

她参加过一些跟中医相关的学习班，有一定的中医知识，知道一些汤头。总是给自己下诊断，这个是当归四逆汤证、温经汤证、当归芍药散证，肝血虚、肾阳虚，等等，三天两头，就冒一个诊断出来。

这个臭毛病吧，很多初学中医的人都会有，包括我自己也有，当年也这样，胡乱吃了好多药，也吃坏过。

转到我这里来时，她给我的诊断产生了严重的干扰，总是跟我探讨。

治漏证，我多从气虚入手（李东垣就爱用升提的法子，有兴趣的可以去看看《兰室秘藏》），大剂黄芪一提气，血就不往下漏了，但是到了她这里，我发现完全没有用，反而加大了出血量。

她也有毅力，"赖"上我了，总之，就是要在我这里看，我只好接着想办法，三诊，每诊 3 剂，都无效。

最后，我把脑子里的东西一扫而空，不治了。

这个不治，不是不去治疗，而是说，不想再用药了。药已用乱，方已用杂，身上的气机乱窜，还不如歇一歇，让气机归序。

但是我不用药，她又不放心，总觉得心里空落落的，真是喝药喝上瘾了。以前她自己就是隔三差五地弄药吃，有找医生开的，有自己喝颗粒剂，或自己煲药喝——大多是温阳类的药，可令血热妄行。

然后，我说我给你换一种治疗方法吧，咱不用药治，用针治。

她说：只要不是放弃治疗就好……

然后，我就给她扎针，纯干针，不加手法，不加艾灸，取了五个穴——太冲、太溪、三阴交、足三里、血海——肝脾肾气血同调。

扎上针，我就让她闭目养神，不准说话，不准看手机，乖乖躺着——安神定志，静以养阴。

起针后，我再三嘱咐她，不要再喝、再吃任何跟药有关、跟保健品有关的东西，停止一切多余的操作，只专心针疗就好了。

每天扎一次，第五天后，月经就收了，比我预料的快得多了。

然后当月的月经是正常的，28 天来一次。

后来，再扎了 5 天，次月月经又正常来了。

目前第三个月，月经正常中。

可见，人呐，不能贪，连治疗都不能贪多，要看你身体能受得了什么，做啥事都要量力而行。

读书也是，治病也是，做人也是。

案 2：临床上每次碰到这种漏证的患者，我就头大，真的头大。

这几年，我跟同行交流，基本上，都是摇头。疗效不稳定。

治崩漏之前，一定要做一个排查，排除器质上的病变，没问题了，再来慢慢治疗。

漏下证，就是滴滴答答，流不完，拖延个十几天，甚至这次没完，下次月经又来了。

本案的患者以前常出现月经来了不走的情况，长的时候两个月都不停。

经辨证，属于肝经有热的类型。

为什么这么说？只要给孩子辅导作业，她就上火，一上火就漏。只要她爱人在家，她就生气，因为她爱人在家啥也不干，帮不上忙不说，有时还捣乱，不如不在家，所以她爱人一出差，那个月她的月经就正常，你说这是不是肝热？

这个热，就会迫血妄行。

我知道了证型，可是我用不准药，清经汤、固经汤等常规治疗，无效。

最后，没办法，我说加针灸治疗吧。

怕痛也不管你了，方守前方固经汤加减：

黄连6克，黄柏10克，白芍10克，炒椿皮10克，醋龟甲30克，醋香附10克，炙甘草3克，秦艽10克。

7剂，水煎，每日1剂，早、晚分服。

温针1次，取穴：清肝热大敦（有止血作用）、行间（泻法）、蠡沟（泻法）。

调奇经补肾养血：公孙（补法加灸）、三阴交（泻法加灸）、复溜（补法加灸）。

局部用穴：子宫（平补泻加灸）、关元（平补泻加灸）。

提气使血不下陷：百会（平补泻静留针）。

1周后复诊，患者说：针后第二天，一直是咖啡色的分泌物样的经血，突然变鲜红了，然后排出了血块。

于是我再守方用前药，取穴亦不变。

又1周复诊，说月经基本收干净了。

此后，只要她出现月经来了不走，就找我扎针，如此坚持了1年半，这个漏证彻底好了，随访3年未再犯。

所以，逼得我，不得不认真去思考，治这个病，有时候，真的不能只在用药上打转转。

用药实在走不通了，不妨试试针灸。

当然了，可能也跟我经验不足有关。

案13　窒息感案

2018年7月，看了一位女士，她的主诉是两周前突发胸中气短如窒息5分钟。

感觉就像要背过气去了，呼吸不了，当然了，这是她的自主感觉，不可能真窒息5分钟。

当时发作的时候，她自行按揉膻中穴，然后慢慢就缓过气来，但是这个事，让她很害怕，哪一天再发作，背过去了，就可惜了。

这个世界这么美好，是吧？

而且，还有孩子呢？

于是找我来了。

伴随着还有一堆的症状。

比如，鼻子嗅觉失灵闻不到味道；

比如，吃饭后，胃往下掉，自我感觉掉到肚脐以下；

比如，自汗，很多汗；

比如，打喷嚏时漏尿；

比如，来月经的时候，小肚子发凉；

面色苍白，唇色暗淡，舌质淡嫩苔薄润，脉弱无力。

整体是一个什么表现？大气下陷。

鼻子嗅觉失灵闻不到味道（综合看，不是肺气闭，是肺气虚）；

吃饭后，胃往下掉，自我感觉掉到肚脐以下（是脾气下陷）；

自汗，很多汗（肺气虚不能摄固汗液）；

打喷嚏时漏尿（肾气虚）；

来月经的时候，小肚子发凉（宫寒）。

综上，这是一个肺、脾、肾三脏皆虚的表现。

所以，我选择了一个方子，专治大气下陷。

什么方子？升陷汤。

黄芪 30 克，升麻 3 克，桔梗 3 克，柴胡 3 克，知母 10 克。

7 剂，每日 1 剂，水煎，早、晚分服。

然后，配合温针。

选穴：

太渊——补肺——温针；

太白——补脾——温针；

气海——补气补肾——温针。

1 周后来复诊：嗅觉开始恢复了；可以不用做心理准备就肆意打喷嚏了，因为不会漏尿了；胃也不往下掉了；也没有盗汗自汗了；末次月经 7 月 26 日，肚子不凉了。

再温针一次，加膻中穴向下平刺留针 30 分钟。

无论服药或针刺，都要辨证论治，而且，理—法—方—药—穴，要环环相扣，才能见到效果。

案 14 牙疼案

合谷治牙疼，特别是后槽牙痛。不能说屡用屡效，但一击即中的概率还是挺高的。

有一天，我表妹过来拿东西。一来就捂着腮帮子说牙疼，一看，确实肿了一点点。

我说，给你扎一针吧。

喏！很单纯的处理方法，面口合谷收。

就取合谷穴，斜刺，透刺到第 1、2 掌骨相交接处。

牙疼一般是以胃中有积滞，阳明有热，或脾部有湿火，就可以用这个方法，合谷穴是手阳明大肠经的原穴，可以理阳明气滞，也可以透阳明郁火，扎完后，如果还有牙龈烂的，可以用一用平胃散加上三仙，去去湿火，溃疡就会好。

扎上针后，还有一个注意事项，就是记得要同时叩齿，就是上下牙相互叩击，每秒一到两次的速度，连续叩击，用这种方式来引导经气，从而达到"循经感传"（这里指张缙张老提出的隐性感传，即没有感觉，但是跟循经感传的气至病所的效果一样），大概一两分钟，牙疼即可缓解。

不会用针的朋友，剪一片风湿胶布，就是那种治风湿关节痛的药膏胶布，只要贴上能产生凉感的就可以，剪成长条，贴到合谷穴上，贴一晚上，也可以取效。

提醒：牙齿被蛀了个洞的，伤到牙神经的，或者智齿横生顶到大牙的，这种扎针也就只能消一下肿，不能根治，要到齿科补牙或拔牙。

案 15　合谷治鼻衄案

说起合谷可以清阳明郁热，再说一个经验。

在夏天，或者暖气房内，小朋友被闷得上火了，往往很容易流鼻血。

在闷着之前呢，小朋友又常常吃得杂，胃肠本就有积热，加上外界的热，两相结合，就出现了阳明郁热。

手足阳明经在迎香处相交，郁热往往会集中到鼻部，令血热妄行，从而出现流鼻血。

2018 年暑天，我妹妹带外甥女来深圳玩，在大巴车上闷着了，到了深圳就开始流鼻血，我正好在出诊，就让他们带孩子到诊室，我就给她扎了合谷穴，让她在门口坐一会儿，不到半小时，鼻血就止住了。

后来回老家，吃东西上火了，又开始流鼻血，我妹就自己给她扎上合谷，一样取效。

案 16　指掐人中、眉头治腰岔气案

腰岔气或者说急性腰扭伤，我有两招应急的方法。

这个应急方法，主要在啥都没有的情况下使用。

唯一的工具，就是你的大拇指指甲。

取的第一个穴位：人中穴。

这是督脉的穴位，掐一掐，激发督脉的经气，冲击病灶，从而

达到治疗的目的。

督脉在后背正中线上，是不？腰也在后面呀，所以，正中线上的腰痛，正好就用督脉来治，为什么不取督脉的其他穴位？

这么说吧，取人中，一个是方便，大家都认识；二是这地方刺激量够大；三是个人喜好。

取的第二个穴位：攒竹穴（眉头）。

这是足太阳膀胱经的穴位，掐一掐，激发膀胱的经气，冲击病灶，从而达到治疗的目的。

膀胱经在后背正中线的两侧上，是不？腰也在后面呀！所以，正中线外两侧的腰痛，正好就可以用膀胱经来治，右侧腰痛，掐右攒竹，左侧腰痛，掐左攒竹，为什么不取膀胱经的其他穴位？

这么说吧，取攒竹，一个是方便，一说眉头，大家就知道在哪里；二是这地方刺激量也够大；三是我在《鬼马郎中》里写过硼砂点睛明，我觉得攒竹靠近睛明，所以就用了；四是我个人喜好。

今天（2014 年 6 月 8 日 21 点 31 分）给大家讲讲掐人中治腰岔气，就发生在半小时前的案例。患者麦某女性，寒性体质，下午逛街的时候，朋友给了她一瓶冰凉的饮料，她喝完觉得有一口气堵在胃，然后没多久就开始腰痛，直不起腰，各个方位都痛，到了晚上在火车上很难受。寒性收引，喝凉的引起腰部肌肉痉挛，至于为什么是扯到督脉痛，可能她督脉本就虚，让寒气直中督脉。一开始，我不知道她在火车上，我问她，能煲中药吗？想给她开一个附桂理中汤。但是她说在火车上，啥工具没有。于是我就想到了人中。但她自己下不去手，就叫朋友来掐，狠狠地掐。

掐出眼泪，气就通了，通就不痛了，道理就这么简单，人中在督脉上，同一条经脉上的远治作用，抽着的筋松解开了就没事了，但回去还是得补阳气，体质没那么容易调理过来。

隔了 3 个月，我另一位朋友，早上起床时，起得太急，把腰给闪着了，直不起来，也弯不下去，痛得直冒汗，足足痛了两小时。不得已，问我怎么办？

我说上次你不是看到我给麦某治腰吗？

你也掐人中，狠狠掐，掐出眼泪来。

过了1分钟，他说：没用啊！

哦，我知道了，他这个不是督脉问题，是膀胱经的问题。

于是我说：你改掐眉头。

他问我眉头在哪？

我说眉毛的头啊，你就往那掐，用力掐。

没一会儿，他就说，神了，不痛了。

又过了两天，他在拍电影的片场里，碰到一个叫老包的制片人腰痛了两天，他就现学现卖，也给人掐眉头，把人闪的腰也给治好了。

案17 淋证案

雷某，女，35岁。初诊日期：2019年3月13日。

主诉：尿热尿痛3天。

发病前去爬梧桐山，正好遇到下雨，被淋了一身，随后出现了尿热、尿痛，还有尿血，同时伴有腰痛，夜间有口干。

这一方面是热淋，另一方面是有血尿。病因很明显，南方回南天，潮湿闷热，病位在膀胱，病机就是膀胱湿热。

当下选的穴位是中极、三阴交。

中极是膀胱募穴，可以清利膀胱湿热。

三阴交通调肝脾肾，可利水气。

又开了5剂清热利湿的中药。

5天后复诊，自述，在初诊当天，扎完针就没有再尿热、尿痛了。

尿检也是正常的。

案 18 麦粒肿案

我女儿不到两岁那年，邻居带着儿子串门，找我闺女玩，我看到她儿子长了个麦粒肿，就问长了多久，妈妈说：一天了，痛得不让碰。

她知道我是中医，就问我有没有办法治？

我说，这个可以耳朵尖放个血，就用平时医院给小孩扎手指查血的针就可以了。

她一听，反正在医院也是扎的这种针，很小的很短的，就不怎么排斥。

我偷偷拿了个采血针，趁她儿子不注意，消了一下毒，又不注意时，迅速在耳尖上扎了一下，小朋友只是有点懵，没反应过来是怎么回事。

然后他妈妈说：我看看耳朵咋了？

就顺势让她挤一两滴血出来。

隔了一天，再看，麦粒肿就好了。

案 19 荨麻疹案

今天（2017 年 2 月 26 日）一位同事，上班的时候，急性荨麻疹发作，全身通红，又热又痒，在诊室候诊时，抓耳挠腮，痛苦万分，最后，她插队进来。

此前另一位同事已经介绍过病情了，一进来，她刚开口，话说了才半截，我已经往她耳尖上扎了一针，她被吓得叫了一声，我趁势，往耳朵上的风溪穴也点刺一针，我问她：什么感觉？她说，第一针时，我全身就凉了，第二针，好痛，吓得我全身发麻了。

现在，身上的痒，去了八成了。

然后，我给她开了3剂凉血祛风之药。

我接着看其他患者去了，这时，一位患者说：我刚才在门外看她痒得好厉害啊，现在都不红了，针灸效果真是快啊。

没多一会儿，这个同事又回来找我，说：能不能再给我扎一下啊？还有一点点痒。于是，我又在她另一只耳朵上，再扎一次。

她又说：身上好凉啊，好舒服啊，已经完全不痒了。

2019年，一位男同事，吃了海鲜后，全身通红瘙痒，向我求救。

我一看，这就是肌表血热，要凉血。

凉取大椎，行血取膈俞。

两个穴位，扎上针后，留针的时候，又在穴上拔罐，即火罐扣着针留罐，这种方法，偏泻，方便内热透出来。

留半小时后，取罐拔针，他身上的红痒就消退了。

案 20 痔疮案

2015年12月26日早上，我到医馆，上楼的时候，看到有个人，坐在楼梯上，手上转着串珠，在念东西。然后我进科室没多久，这个人就跟过来了。

他一早上就挂了我的号，自称是居士，特地从北京过来找我看病，已经等了我两天。

一时之间，不知道说什么好。

我是最怕慕名而来的患者，都是带着很高的期望值而来，希望就像电视里的神医一样，药到病除。可是就没有人换个角度为我想想，我就怕我的水平不够，让他们失望而归。这是一件很挫败的事。

这位患者是一名居士，有虔诚的信仰。

曾经的职业是厨师。我看病，必问职业，任何病人，都有相关的职业影响因素，厨师影响最多的，就是炒菜时的油烟、品尝时的味精，还有饮食中不可避免的过于油腻，这是以前留下的体质基础。都是痰与湿的基础。

目前这位患者，面色是以㿠白为主，但暗淡，阳虚貌。

腰凉（肾虚）。

口干，却不苦。

大便每天一次，正常成条便，痔核下坠，痛。咽红。

舌淡红、齿印、苔白厚，底边有瘀红丝络。

脉右寸、关稍高，尺沉。左寸、关弦细，尺沉。总体脉偏缓。

我的判断是，脾气下陷兼大肠湿热。

用方以补中益气汤加少量祛湿药为主。

其次，我在带脉与督脉的交汇方圆3厘米处，寻找白色反射点，用三棱针挑破放血。当时我手头并没有三棱针，只有刃针，于是我用刃针替代，针有刀刃，能切断肌纤维，这个相当于三棱针挑断肌纤维的作用。施完刃针后，我在针口上拔罐，放出约5毫升的暗红色血。

最后，再刺天突穴，根据李柏松先生《中国针灸——八字治疗法》中所述，这是关于痔疮的一个非常高效的反应点，其实这就是下病上取、后病前取法。我用平刺法在胸骨柄切迹上刮动，刺激骨膜，随后拔罐放血约10毫升。

3天后，他给我留言说痔核回缩一半了，7天后回缩九成多，仅有一丝丝作痛，没有再流血。

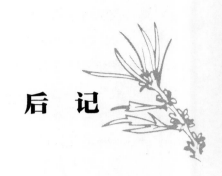

后　记

谈　温　针

本书中大多数案例用的都是温针疗法，我以为温针在临床的应用是很普遍的。可是没有想到，2022 年 2 月 21 日，我在某平台发布了一个温针的视频，却引来了很多人的抨击，说这是"炮烙之刑"。

原来有这么多人，没有见过温针，可见他们也没有到过各大中医院的针灸科去瞧一瞧，不知道温针是有多么普遍，疗效是有多么好。

温针灸，又称温针、针柄灸、烧针尾。在"十四五"教材《刺法灸法学》中有这样的介绍：温针灸是将针刺与艾灸相结合的一种方法，即在针刺得气后，将针留在适当的深度，在针柄上穿置一段长约 1.5 厘米的艾卷施灸，或在针尾搓捏少许艾绒点燃施灸。待艾卷燃尽，除去灰烬，再将针取出。艾绒燃烧的热力，可通过针身传入体内，发挥针与灸的作用。

网络上攻击我的话，只是复制粘贴的同一句话，"炮烙之刑"，这句话出自哪里呢？

出自明代《针灸大成》（刊于 1601 年）《禁灸穴歌》中：灸而勿针针勿灸，针经为此尝叮咛，庸医针灸一齐用，徒施患者炮烙刑。

他们的这种行为叫什么呢？这叫断章取义。下面我们看看《禁灸穴歌》的全篇内容。

哑门风府天柱擎，承光临泣头维平；

丝竹攒竹睛明穴，素髎禾髎迎香程；

颧髎下关人迎去，天牖天府到周荣；

渊液乳中鸠尾下，腹哀臂后寻肩贞；

阳池中冲少商穴，鱼际经渠一顺行；

地五阳关脊中主，隐白漏谷通阴陵；

条口犊鼻上阴市，伏兔髀关申脉迎；

委中殷门承扶上，白环心俞同一经；

灸而勿针针勿灸，针经为此尝叮咛；

庸医针灸一起用，徒施患者炮烙刑。

如果严格按照《禁灸穴歌》做的话，这里面的每一个穴位现在都不能灸。可这里面的条口、犊鼻，在膝关节怕风作痛时难道没有灸过吗？隐白，崩漏的患者，没有灸过吗？风府，着凉头痛的没有灸过吗？

如果用艾条灸过，那这些人有事儿没有啊？没有，是不是？

我们一定要明白，在古籍中所说的灸，其实是指直接灸，是直接将艾绒放在皮肤上烧灼。如果是直接灸的话，歌诀中的大部分穴位确实要禁灸，尤其头面部穴位，容易毁容，关节处容易感染，近血管处危害更大。

但是如果用艾条灸，这些穴位就变成可灸了，可见灸具是代有发展的，那么治法、禁忌也应该有相应的改变才对。

四百多年前的《禁灸穴歌》对于悬灸已经明显不合时宜了，就像中药配伍中十八反、十九畏的存在是一个道理。你看十八反、十九畏的药物，历代都有人都在用，如《伤寒论》的小青龙汤加减法中附子、半夏同用；《金匮要略》中的甘遂甘草汤，将甘遂与甘草同用，治痰饮留结；《医宗金鉴》中的海藻玉壶汤，将海藻与甘草同用，治瘿瘤；《本草纲目》中有人参与五灵脂同用的记载；现代医者李可的医案中甘草、海藻同用，这些都是很常见的一些配方技巧，但是又违反了十八反、十九畏，是不是这些都不能用啊？不是的，实际是临床效果都很好。

教条主义完全不可取，如果是死脑筋地学习也就做不好中医。

艾条的发明时间是很后期的，用艾条温和灸是在新中国成立前后才开始流行的。

所以你拿古籍中《禁灸穴歌》所言的直接灸来抨击现代温针灸中的温和灸，你觉得合理吗？

话说回来，即便是用直接灸，若采用米粒灸的话，烧灼的部位很小，造成的损伤就更小，如果对证一样效如桴鼓。像米粒灸隐白，这是治疗崩漏的常用艾灸穴位，止血效果很好，你说这是禁灸还是不禁？

什么叫炮烙？如果不对证、不辨证地蛮灸，把皮肤烧成千疮百孔，这才叫炮烙。

用古代的这个歌诀，针对现在的疗法，它本身就不一定合理，而还要套用这样的话来反驳我，也就不太站得住脚。

事物呢，都是由稚嫩向成熟发展，温针技术也一样，它是由最初《黄帝内经》（成书于秦汉时期）中的燔针演变而来。

《灵枢·经筋》"治在燔针劫刺，以知为度，以痛为输"，提到了燔针。

这个"燔"就是用火去烧、烤的意思；"以痛为输"，指哪里痛，哪里就是穴位，就是阿是穴。

不痛扎到痛，或者痛扎到不痛，就是扎到恢复知觉，治疗的剂量是以知为度。

燔针有个手法叫劫刺，就像打劫。打劫讲究什么？快，抢了就跑，劫刺就是迅速地把里面的病邪给劫出来，所以这个针是用火烧过的，点刺一下。这个针法类似于现在所说的火针。

但是燔针的刺法也会被改良。

明代《类经》（刊于1624年）解释燔针"盖纳针之后，以火燔之使暖也"，纳针，就是说把针扎进去之后再用火烧，让针暖起来，

《类经》认为这样的烧针，是烧暖，不是热，在温度上，有一个定量。又注："燔针，烧针也。劫刺，因火气而劫散寒邪也。"

明代吴崑《黄帝内经素问吴注》（刊于1594年）云："内针之后，以火燔之暖耳，不必赤也。"吴崑认为烧针不用烧到针通红，只要针微微热就好，有温暖的感觉，就能温通经络。

从这两家的注解，可以发现燔针有两个发展方向：如果在扎针之前把针烧红再点刺穴位，这个就是现在的火针；如果扎针之后再烧针尾，这个就是温针。

我们顺着《黄帝内经》的发展时代继续看，到了东汉张仲景《伤寒论》（成书于200～219年）里面就讲到了温针：

第119条"太阳伤寒者，加温针必惊也。"

第16条"太阳病三日……若温针，仍不解者，此为坏病。"

第221条"阳明病……若加温针，必怵惕，烦躁不得眠。"

这里的温针是什么呢？肯定是让针温暖起来的一种方法。具体怎么操作，张仲景虽然没有详细说，但是也说明了在那个时代已经有这种方法了。

当然了，我上面所引的条文都是误治，辨错证了，用了这种温法出现了副作用。张仲景认为三阳病的病变，阳病，不应该用温针，用了就会有副作用，所以这也是为什么后世有一些人说温针要慎行，其实前提还是要辨证论治。

假如是三阴病，虚寒的病，用温针效果就好。所以读书要从无字处读，就是说虽然阳病误用温针有副作用，那么反过来，温针应用于虚寒的阴病是不是会有很好的疗效？我们可以反过来看，在《伤寒杂病论》的时代，应该有用温针治疗阴病，因为效果太好，导致一些人，不加辨证地乱用。

可见温针是在逐步地发展着，它的治疗更加规范了。《黄帝内经》中讲痛证可以治，到了这时，虚寒证也可以治，这不是一种发展吗？

到了唐代，《千金要方·孔穴主对法》（撰于652年）载："然灸

后记

之大法，但其孔穴与针无忌，即下白针，若温针，讫，乃灸之。"

这里的白针是什么？白针就是现在说的扎干针，就是单纯的针刺。"讫"是什么意思呢？讫就是完毕。若想要温针，就扎完针之后，灸，这就是温针。也就是说，扎完针再灸。

大家看到没有，这种操作方法，唐代的文献都有记载。

而且孙思邈还补充说："若针而不灸，灸而不针，皆非良医也。"（《千金要方》）"凡病皆由气血壅滞，不得宣通；针以开导之，灸以温通之。"（《千金翼方》）就是说若针而不灸，灸而不针，都不是良医。要是只会针不会灸，或只会灸不会针，就是缺一条腿，终究不能成为良医，对吧？

不过，对于古人来说烧针终究太贵了。过去大夫的针，都是定制的，无论是制针还是煮针去毒都十分麻烦，而且要反复使用。做温针烧过之后，针就变得乌黑，再说洗针、擦针也容易把针磨损弄坏，一个人扎一次，得烧掉几根针，扎几次下来，成本就显得太高了，所以这个方法不易推广。

到了金代以后，就变通了一下，在扎针之前，用嘴巴把针含暖了，叫暖针，目的跟烧针一样，让针身暖起来。

金代《子午流注针经》（撰于 1153 年）云："口温针暖……先须口内温针令暖……若不先温针暖，与血气相逆……而成疮者多矣。"

宋代《针灸资生经》（刊于 1220 年）卷三"虚损"篇中亦提出了温针法，但未阐述其操作方法。据以下三条引文推测，此温针仍有可能为口含针。

明代《针灸聚英·暖针》（撰于 1529 年）述："用圆利针、长针，未刺时，先口温针暖而用之……气得温而易行也。"

明代《针灸大成·三衢杨氏补泻》（刊于 1601 年）言："凡下针，入口中必须温热，方可与刺……冷热不相争斗也。"

清代《医宗金鉴·九针原始歌》（刊于 1742 年）载："温针之理最为良，口内温和审穴方……荣卫宣通始安祥。"

但这个时期，烧针与暖针、温针，已经在酝酿着变化了。也许是医患都觉得恶心，终于有人不愿意再用嘴巴含针了，不知道哪个聪明的人士，发明了用白芷圆饼承托艾绒的方法，这样艾绒就不会落灰烫人，很快这个方法就传了开来。

当然这个是我的臆想，也可能很早就有人这样做，只不过，由于针不易得，不愿意烧，到了明代，冶炼、加工技术进步，使得针具的获取更容易，成本下降，就经得起烧了。

明代王纶《明医杂著》（撰于 1502 年）载："其法针于穴，以香白芷作圆饼，套针上以艾温之，多取效。"

《针灸聚英》（撰于 1529 年）、《针灸大成》（刊于 1601 年）卷四中均载有："王节斋曰，近有为温针者乃楚人之法。其法针于穴，以香白芷作团饼，套针上。以艾蒸温之，多以取效。"

这时楚人就可以用艾绒裹针柄烧了。楚人是什么人？据说其祖先是从黄河流域逐渐南迁的，河南一带也有。而楚地是指两湖，即湖南、湖北。可见，用此法的针灸师，应该在华北、华中、华南、江南等大范围早就传开了。

到了近代，针灸界的教育名家承淡安先生更是详细地介绍了温针疗法。

承淡安在《中国针灸学》（1954 年第一版）中指出："温针法之操作，有一定技术……至多一分半，最适当为一分。"承老强调艾炷距离皮肤一分最为适宜，方能起到艾火的温通作用，否则名为温针，实则留针。至于艾炷的大小，承老认为枣核大即可，"以粗制艾绒捻作一小球（如枣核大）包于针柄上"。

另一位海派针灸教育家陆瘦燕教授，也认为温针的效果很好，而且强调在烧艾之前，一定要先行补泻手法，这样疗效才更好。

陆瘦燕教授在《陆瘦燕针灸论著医案选》（1981 年第一版）中的《针灸临床体会点滴》一文提到：温针和灸法是截然不同的，温针是取其温暖以助针力不足。而灸法是借艾火之力，振阳温经而起陷下，发挥驱散阴寒的效能。

陆老认为操作时只取其温，无需灼热，且艾炷不宜过大过多，

后记

一般只须灸一壮（如枣核大）即可，无需灸至患者内部感热为止。陆老强调施用温针时需配合补泻手法，指出"补泻手法是针灸治病的基础，针尾加温，可调其荣卫之气……以助针力的不足"。

当这两位大家都推崇温针之后，我们再看后面的北派《郑氏针灸全集》里面介绍的温针法，包括现在中医药大学的教材《刺法灸法学》里面明明白白、详详细细地记录了温针之法，我们所学的，就是学校老师一代人一代人教出来的。

综上，温针是由《黄帝内经》时代一步一步发展到今天，它由一开始的烧针，口里含针，转化为以白芷托举艾绒来烧，再演化到今天，换成了艾条来烧，它是一步一步地演化来的。

这就是一种进步。

古代为什么很少烧呢？因为古代的针贵呀，一根银针烧了，烧坏了，他下次怎么用啊，对不对？为什么现在又这么盛行？现在都是不锈钢针，生产容易，便宜啊，烧完就扔。

另一方面，这种艾条的灸是比较温和的，温和灸，加上针之后，有双重作用，疏通、温通的作用更强，疗效好，受到人们的欢迎。

我从2005年实习期就开始使用温针，至今已经有17年了，没有碰过什么副作用。

顶多就是有点口干舌燥，喝杯茶就好，偶尔有落灰烫个水疱，擦点药膏也就好了。

当然了，要想针得好，前提是要辨对证，在辨证之后，适合温针的患者就去做，没有碰过副作用。

这是一个既安全又有效的方法，不能因为读了几段文字，而且是一段不怎么合理的文字，就因噎废食，以讹传讹。

为了给初学者一颗定心丸，可以放心大胆地温针，特此写一篇文章，是为记。